Die besten GU Tips

Angelika Szymczak

Stillen

Wohlbefinden
für Mutter und Kind

- Richtig stillen
- Hilfe bei Problemen
- Zufüttern und abstillen

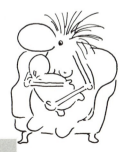

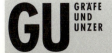

GRÄFE
UND
UNZER

Ein Wort zuvor

Haben Sie sich noch nicht so recht entschieden, ob Sie stillen wollen? Befürchten Sie vielleicht, nicht stillen zu können? Stillen Sie bereits, die Probleme häufen sich, Sie haben das Gefühl, es nicht zu schaffen? Und Sie fragen sich besorgt, warum das Baby schon wieder schreit; warum es so wenig schläft; ob es überhaupt satt wird; was Sie gegen schmerzende Brüste tun können …?
Die Autorin weiß aus ihrer jahrelangen Erfahrung in der Betreuung von Stillenden, daß fast jede Mutter stillen kann, wenn sie nur ausreichend unterstützt wird.
Mit einer Fülle praktischer Tips bietet sie deshalb Hilfe für alle Situationen des Still-Alltags – kurz, praxisnah und schnell zu finden. So werden Sie das Stillen bald genießen können! Schließlich bedeutet es nicht nur, Ihr Baby optimal zu ernähren: Stillen kann auch die schönste Erfahrung in den gemeinsamen Jahren mit Ihrem Kind sein.

Inhalt

Entscheidung fürs Stillen

Je besser Sie auf das Stillen vorbereitet sind, desto leichter werden Sie mit Schwierigkeiten fertig werden.

● Ihre Einstellung zum Stillen ist ganz wichtig für Ihren Erfolg. Sagen Sie niemals: Mal schauen, ob es geht … Wankelmut gefährdet mit Sicherheit den Stillerfolg!

● Selbst wenn Ihre Mutter nicht stillen konnte oder wenn das Stillen bei Ihrem ersten Kind sehr schwierig war, so heißt das noch lange nicht, daß es Ihnen auch nicht oder wieder nicht gelingen wird.

● Sprechen Sie über das Stillen, über Ihre Erwartungen und Ihre Ängste mit der Geburtsvorbereiterin, der Hebamme, einer stillerfahrenen Frau und mit Ihrem/Ihrer Frauenarzt/-ärztin.

● Besuchen Sie Stillgruppen bereits in der Schwangerschaft. Dort können Sie sich nicht nur über das Stillen informieren, sondern Sie erfahren auch sehr viel darüber, wie ein Baby das Leben verändert.

● Erwarten Sie Zwillinge, so setzen Sie sich mit Zwillingsclubs, Stillgruppen, Frühgeboreneninitiativgruppen oder stillerfahrenen Zwillingsmüttern in Verbindung. Dort erhalten Sie viele nützliche Tips und auch die nötige Unterstützung. Denn Stillen ist gerade für zu früh Geborene sehr wichtig, und Mehrlinge sind oft »Frühchen«.

● Haben Sie oder Ihr Partner eine Allergie, zum Beispiel Heuschnupfen, Asthma oder allergische Hautreaktionen, so ist das Stillen für Ihr Kind besonders wichtig: Die Disposition (Bereitschaft), allergisch zu reagieren, kann vererbt werden, volles Stillen über sechs Monate aber vermindert deutlich die »Bereitschaft« Ihres Kindes, ebenso allergisch zu reagieren.

Vorbereitung der Brustwarzen

Vorteile der Muttermilch
Sie ist den Wachstums-
bedürfnissen und der Ver-
dauung, dem Stoffwech-
sel und der Ausscheidung
Ihres Babys optimal an-
gepaßt; sie beugt einer
Überernährung Ihres
Babys vor und schützt
es vor Infektionen und
Allergien.

Stillen ist sehr nützlich
Die Milch steht jederzeit
frisch, richtig temperiert
und keimfrei zur Ver-
fügung – das erleichtert
Ihnen die Ernährung bei
Besuchen und auf Reisen
ganz erheblich; Stillen fördert bei Ihrem Baby die
Ausbildung des Unter-
kiefers und schützt es
vor Zahnfehlstellungen;
Stillen führt bei Ihnen zu
einer rascheren Rückbil-
dung der Gebärmutter.
Und: Stillen fördert
eine innige Beziehung
zwischen Ihnen und
Ihrem Kind.

● Sie sollten Ihre Brust-
warzen unbedingt rechtzeitig
auf das Stillen vorbereiten.
Zu Beginn der Schwanger-
schaft sind Ihre Brustwarzen
und Brüste vielleicht besonders sensibel. Dies vergeht
relativ rasch. Ab dem 6. Monat sollten Sie spätestens
beginnen, Ihre Brustwarzen
»abzuhärten«. Tun Sie aber
nichts, was Ihne unange-
nehm wäre.

● Sonnenbaden und frische
Luft machen die Brustwarzen
unempfindlicher.

● Duschen Sie die Brust-
warzen wechselwarm ab.

● Massieren Sie Ihre Brustwarzen sanft mit einem Frot-
teetuch.

● Tragen Sie keinen BH,
oder schneiden Sie in die
Spitze der BH-Körbchen ein
Loch in Brustwarzengröße.
Durch die Reibung der Brustwarzen an der Kleidung werden sie unempfindlicher.

Kleine »Funktionsprüfung«

● Sanfte Stimulation der Brustwarzen durch Ihren Partner macht sie ebenfalls unempfindlicher.

● Waschen, baden und duschen Sie sich zu Beginn der Schwangerschaft wie gewohnt. In den letzten drei Monaten waschen Sie die Brüste nur noch mit klarem Wasser.
Seife, Waschlotionen und ähnliches trocknen die Haut der Brust und Brustwarze zu sehr aus.

● Neigen Sie zu trockener Haut, massieren Sie Pflegecremes oder -öle nach der Reinigung in die Haut ein. Sparen Sie aber immer die Brustwarze aus. Dies ist besonders gegen Ende der Schwangerschaft wichtig. Die Brustwarzen werden sonst zu weich.

● Zum Stillen müssen sich die Brustwarzen aufrichten können – testen Sie das schon in der Schwangerschaft: Legen Sie Daumen und Zeigefinger am Brustwarzenansatz an, und drükken Sie die Brustwarze sanft zusammen. Stellt sich die Brustwarze nicht auf, sondern bleibt flach, handelt es sich um Flachwarzen, zieht sie sich zurück, so haben Sie Hohl- oder Schlupfwarzen.

● Hilfreich bei Hohl- und Flachwarzen ist das frühzeitige Tragen von Brustwarzenformern (Seite 53).

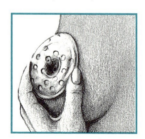

Wenn die Brüste schwerer werden

Die Former werden am besten ab dem 4. Schwangerschaftsmonat in den BH eingelegt. Zu Beginn tragen Sie sie täglich eine viertel Stunde lang und dehnen dies nach und nach auf den ganzen Tag aus.

● Die »Hoffmannsche Technik« ist eine bewährte Übung für Frauen mit Hohl- oder Schlupfwarzen. Hierzu legen Sie Ihre Zeigefinger rechts und links auf einen Brustwarzenansatz und ziehen den Warzenhof allmählich auseinander. Danach legen Sie Ihre Zeigefinger oberhalb und unterhalb der Brustwarze an und ziehen erneut den Warzenhof sanft auseinander. Machen Sie diese Übung ab dem 6. Schwangerschaftsmonat täglich für einige Minuten. So wird die Brustwarze lernen, sich aufzustellen.

● Ihre Brust wird in der Schwangerschaft deutlich größer. Für viele Frauen sind deshalb gutsitzende Büstenhalter notwendig, die die Brust stützen und Dehnungsstreifen vorbeugen.

● Ein gutsitzender Büstenhalter sollte die Brust und die Brustwarzen nicht flachdrücken und genügend Spielraum für den wachsenden Bauch, also den Brustkorb lassen.

● Wenn sie Ihnen genügend Halt bieten, sind Baumwoll-Büstiers praktisch, weil sie etwas »mitwachsen« können.

● Eigentlich ist es nicht nötig, schon in der Schwangerschaft einen Still-Büstenhalter zu tragen. Entscheiden Sie sich dennoch für einen Still-BH, so sollte dieser vor allem für die erste Zeit nach der Geburt ausreichend groß und fürs Stillen wirklich praktisch sein. Tips zum richtigen Still-BH siehe Seite 52.

Die Krankenhaus-Wahl

● Wenn Sie im Krankenhaus entbinden, sollten Sie versuchen herauszufinden, welche Einstellung man dort zum Stillen hat. Wenn Sie ernsthaft und ausführlich beraten werden und niemand Sie durch irgendwelche Ausreden schnell wieder loswerden will, sind Sie vermutlich in guten Händen.

● Versuchen Sie auch, schon vor der Entbindung Kontakt mit den Hebammen, Krankenschwestern und Kinderkrankenschwestern im Kinderzimmer aufzunehmen und eine Beziehung aufzubauen, die auf gegenseitigem Vertrauen gründet.

Das »stillfreundliche« Krankenhaus

● Rooming-in: Das Baby kann nach Bedarf gestillt werden, und Sie können es von Anfang an immer bei sich haben (sofern keine medizinischen Gründe dagegen sprechen).

● Die Schwestern im Kinderzimmer unterstützen aktiv das Stillen. Es sollte auch eine »Still-Fachfrau« geben und ein Stillzimmer für ungestörtes Stillen.

● Nach einem Kaiserschnitt sollte Ihnen ausreichend Unterstützung geboten werden, damit Sie dennoch erfolgreich stillen können.

● Das Krankenhaus sollte im Besitz von Milchpumpen sein und auch im Umgang damit unterweisen.

● Wenn vom ersten Tag an zusätzlich zum Stillen *generell* künstliche Säuglingsmilch oder Tee mit Traubenzucker oder Glukoselösung gefüttert wird, ist das kein gutes Zeichen.

● Das Essensangebot in der Klinik sollte einigermaßen mit Ihren Gewohnheiten übereinstimmen.

● Hat das Krankenhaus Verbindung zu Stillgruppen? Kann es einen Ansprechpartner nach der Entlassung empfehlen?

Die ersten Tage sind nicht leicht

● Sie sollten in jedem Fall Rooming-in wählen, damit Sie Tag und Nacht mit Ihrem Baby zusammen sind. So können Sie es immer dann anlegen, füttern, wickeln, beobachten und mit ihm schmusen, wenn Sie es wollen und das Baby es braucht. Auch können Sie so sicher sein, daß Ihrem Baby ohne Ihr Wissen nichts zusätzlich gefüttert wird.

● Sie haben deutlich mehr Ruhe, wenn Ihr Kind die Nacht bei Ihnen und nicht im Kinderzimmer verbringt – denn dann müßten Sie mehrmals nachts aufstehen, um zum Stillen ins Kinderzimmer zu gehen.

● Durch regelmäßiges Stillen bei Tag und Nacht pendeln sich Milchangebot und -nachfrage am schnellsten ein; Rooming-in ist dafür die beste Voraussetzung.

● In der ersten Woche nach der Geburt fühlen sich fast alle Frauen deprimiert und weinen leicht. Es ist ganz normal, wenn Sie sich überlastet und eigentlich gar nicht in der Lage fühlen, Ihr Kind richtig zu versorgen.

● Schon vor der Geburt sollten Sie Ihren Partner darauf vorbereiten und mit ihm besprechen, wie er Sie in dieser schwierigen Phase am besten unterstützen kann.

● Ganz wichtig: Auch im besten Krankenhaus werden Sie auf unterschiedliche Haltungen dem Stillen gegenüber treffen – die eine Schwester sagt: »Stillen Sie, was das Zeug hält«, die andere rät dringend zum Zufüttern … So schwierig das ist, wenn Ihnen eigentlich nur nach Weinen zumute ist – bleiben Sie standhaft und vertrauen Sie Ihrem Gefühl. In den seltensten Fällen ist Zufüttern wirklich notwendig (siehe Seite 21).

Daheim wird vieles anders

● Die widersprüchlichen Ratschläge der Schwestern oder auch Ihrer Mutter oder Freundin erklären sich aus deren unterschiedlichem Wissensstand und ganz persönlichen Erfahrungen. Lassen Sie sich dadurch nicht verwirren. *Sie haben sich fürs Stillen entschieden.* Bleiben Sie standhaft bei Ihrer Einstellung und vertrauen Sie Ihrer natürlichen Fähigkeit, Ihr Kind richtig versorgen zu können. Die depressive Phase geht vorüber, und die Anfangsschwierigkeiten beim Stillen werden bald überwunden sein.

● Versuchen Sie, sich so viel Ruhe wie möglich zu gönnen. Es wäre gut, wenn nicht alle Besucher gleichzeitig kämen.

● Sie werden durch das Stillen mehr Hunger und auch mehr Durst haben. Reicht Ihnen die Klinikkost nicht, lassen Sie sich von den Besuchern etwas mitbringen.

● Die ersten Stunden zu Hause werden für Sie und Ihren Partner sicherlich sehr aufregend sein. Auch Ihr Baby muß sich auf die neue Umgebung einstellen. Gehen Sie alles in Ruhe an. Erschrecken Sie nicht, wenn Ihr Baby plötzlich häufiger als sonst gestillt werden möchte. Es ist durch die neue Umgebung noch sehr verunsichert.

● Es ist nicht ungewöhnlich, wenn Sie an manchen Tagen das Gefühl haben, Ihre Brüste seien übervoll, und an anderen, die Milch reiche nicht.

● Nach 4 bis 6 Wochen wird sich das Stillen eingespielt haben. Ihr Kind lernt in dieser Zeit das richtige Saugen, und Ihr Körper lernt, ausreichend Milch zu produzieren.

● Wenn Sie sich unsicher fühlen in der Pflege Ihres Babys und Rat suchen in schwierigen Situationen, siehe Buchtips Seite 60/61.

Das erste Anlegen

● Gleich in den ersten beiden Stunden nach der Geburt wird Ihnen Ihr Baby an die Brust gelegt. Das angeborene Bedürfnis Ihres Babys zu saugen (der Saugreflex) ist in dieser Zeit besonders stark.

● Sollte Ihr Baby nach der Geburt sehr müde sein und keine Lust zeigen, an Ihrer Brust zu saugen, lassen Sie es ausschlafen; sobald es sich rührt, legen Sie es an. Warten Sie nicht, bis es richtig schreit, denn schnell ist es zu erschöpft zum Saugen.

● Wenn Sie aus medizinischen Gründen nicht sofort stillen können, machen Sie sich keine Sorgen. Erfahrungsgemäß kann auch zu einem späteren Zeitpunkt erfolgreich mit dem Stillen begonnen werden!

● Suchen Sie sich zum Stillen eine bequeme Haltung im Sitzen oder Liegen – mehr dazu ab Seite 16.

● Beim ersten Anlegen ist es nicht so wichtig, daß Sie an beiden Brüsten stillen. Auch die Dauer des Stillens spielt beim ersten Anlegen eine unwesentliche Rolle.

● Vielleicht weiß Ihr Baby noch nicht so recht, was es mit der Brustwarze machen soll – aber auch, wenn es nur an der Brustwarze leckt, bringt das die Milchproduktion in Gang.

● Wenn Sie nach dem Stillen müde sind, ruhen Sie sich aus; es kann aber auch sein, daß Sie beide hellwach und neugierig aufeinander sind.

● Stillen Sie von der ersten Stunde an immer nach Bedarf, also immer, wenn Ihr Baby danach verlangt oder wenn Ihre Brüste so voll sind, daß Sie stillen müssen. Ihr Baby und Sie brauchen keine Uhr, um zu erkennen, wann die nächste Mahlzeit fällig ist. Sie beide spüren es!

Die Milch verändert sich

Erleichterung beim Milch-einschuß

- In den ersten Tagen trinkt Ihr Baby die sehr eiweißreiche *Vormilch* (Kolostrum). Sie ist gelblich, von leicht cremiger Konsistenz und enthält die für Ihr Baby so wichtigen Abwehrstoffe. Mit einem sehr niedrigen Zucker- und Fettgehalt ist sie für Ihr Baby besonders leicht verdaulich.

- Nach 2 bis 3 Tagen kommt die *Übergangsmilch*. Diese enthält weit weniger Eiweiß, statt dessen mehr Fett und Kohlehydrate. Durch den höheren Kaloriengehalt sättigt sie schon besser.

- Ungefähr ab dem 10. Lebenstag erhält Ihr Baby die *reife Muttermilch*. Bei jedem Stillen ist sie anfangs bläulich-wäßrig und wird dann weiß wie Milch.

- Um den Durst zu löschen, verändert sich die Milch während eines Stillvorgangs: am Anfang ist sie sehr dünn und wird erst nach einigen Schlucken dick und sättigend.

- Zwischen dem 1. und 5. Tag findet bei Ihnen der Milcheinschuß statt. Die Brust wird bei vielen Frauen durch die für die Milchbildung notwendige vermehrte Durchblutung fast doppelt so groß, sehr schwer und hart.

- Sollte dies bei Ihnen nicht der Fall sein, machen Sie sich keine Sorgen. Die Fülle der Brust sagt nichts über die darin enthaltene Milchmenge aus.

- Durch die Vergrößerung der Brust spannt die Haut sehr, die Milch will nicht richtig fließen, die Brustwarzen werden vielleicht zu flach gezogen und Ihr Kind hat Schwierigkeiten, sie richtig zu fassen.
Hier hilft eine warme Auflage oder auch eine Quark- oder Buttermilchauflage. Die Spannung läßt nach, die Milch fließt leichter und Schmerzen, die Sie vielleicht haben, verschwinden.

12

Warme Auflage

Befeuchten Sie einen Waschlappen oder eine Stoffwindel mit warmem Wasser; einige Minuten auf die Brüste legen.

Quark- oder Buttermilchauflage

Bestreichen Sie eine Stoffwindel mit raumtemperiertem Quark oder raumtemperierter Buttermilch; einige Minuten lang auf die Brüste legen.

● Nehmen Sie vor dem Stillen Ihre Brustwarzen zwischen Ihre Finger und rollen sie sanft hin und her; so stellen sie sich auf, und Ihr Kind kann sie besser fassen.

● Streichen oder pumpen Sie sich vorsichtig gerade so viel Milch aus der Brust, daß die Spannung nachläßt und dadurch die Brustwarze für Ihr Baby besser zu fassen ist (Abpumpen siehe Seite 44–45, Ausstreichen Seite 46).

● Legen Sie Ihr Baby jetzt besonders häufig an. Dadurch werden die Brüste nicht zu prall und der Milcheinschuß ist nicht so schmerzhaft. Außerdem kommt die Milchbildung besser und gleichmäßiger in Gang, und Ihre Gebärmutter bildet sich schneller zurück.

● Tragen Sie während des Milcheinschusses einen ausreichend großen Büstenhalter. Dieser sollte etwa 1 bis 2 Körbchennummern größer sein als der zuletzt in der Schwangerschaft getragene (siehe auch Still-BH, Seite 52).

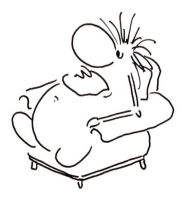

Der Milch-flußreflex

● Viele Frauen spüren kurz nach dem Anlegen ein Kribbeln und Prickeln in ihrer Brust. Dies ist ein deutliches Zeichen dafür, daß der Milchfluß begonnen hat.
Manchmal ist dieses Gefühl in den ersten Wochen sehr ausgeprägt, wird dann langsam schwächer und hört schließlich ganz auf.
Es kann auch sein, daß Sie den Milchflußbeginn nicht spüren – er findet aber in jedem Fall statt.

● Während Ihrer Stillzeit kann es durch Schreck, Ärger, Angst, Unsicherheit oder Angespanntsein zu einer Verzögerung des Milchflußreflexes oder einem vollständigen Ausbleiben dieses Reflexes kommen.
Durch Änderung der Umstände, zum Beispiel durch Entspannung, beginnt die Milch wieder, ausreichend zu fließen.

Wie oft stillen?

● Stillen Sie vom ersten Tag an immer nach Bedarf Ihres Babys. Es braucht bis zum 5. Monat *wenigstens* 5 Stillmahlzeiten in 24 Stunden.

● Je öfter Sie anlegen, desto mehr Milch wird gebildet. Je mehr Milch vorhanden ist, desto satter wird Ihr Baby sein und desto größer werden auf Dauer die Pausen zwischen den Mahlzeiten.

● In der ersten Woche sind diese Pausen recht kurz. Sie werden alle 2 bis 3 Stunden stillen müssen, Tag und Nacht. Die Muttermilch wird vom Baby sehr schnell verdaut; außerdem ist Saugen für Ihr Baby das Größte – gönnen Sie ihm das Vergnügen möglichst uneingeschränkt!

● Manche Babys möchten heute alle 2 bis 3 Stunden trinken und morgen nur alle 4 Stunden. Das ist ganz normal und regelt sich im Laufe der Zeit von selbst.

Wie lange anlegen?

● Die meisten Babys halten vormittags und am frühen Nachmittag relativ große Abstände zwischen den Mahlzeiten ein. Ab dem späten Nachmittag bis in den Abend hinein werden sie sehr unruhig und wollen ständig gestillt werden. Geben Sie Ihrem Kind auch hier die Brust nach Bedarf. Es braucht das Saugen an der Brust, um sich nach einem anstrengenden Tag zu beruhigen.

● Hören Sie in dieser Situation nicht auf Menschen, die behaupten, die Milch reicht nicht. Greifen Sie nie zur Kunstmilchflasche, um Ihr Kind zur Ruhe zu bringen. Sonst ist der erste Schritt in Richtung Abstillen getan.

● Im Laufe der Monate werden die Abstände zwischen den Stillmahlzeiten größer und manchmal auch die Dauer einer Stillmahlzeit kürzer.

● Stillen Sie immer abwechselnd auf beiden Seiten. Ungefähr 15 Minuten auf jeder Seite reichen aus, um Ihr Baby satt zu machen. Es spricht aber nichts dagegen, Ihr Baby länger anzulegen.

● Anfangs sind die Brustwarzen noch sehr empfindlich. Stillen Sie trotzdem nicht unter 10 Minuten pro Seite. Ihr Kind erhält sonst nicht die sättigende Milch.

● Es gibt sehr unterschiedliche Trinker mit mehr oder weniger Zeitbedarf: Genießer, Träumer, Hektiker, Heißhungrige … (siehe auch vordere Umschlaginnenseite). Gehen Sie auf das Trinkverhalten Ihres Kindes ein, versuchen Sie nicht, daran etwas zu ändern. Ihr Kind verweigert sonst unter Umständen die Brust, trinkt nur unzureichende Mengen, und Sie müssen zu früh zufüttern oder abstillen.

Machen Sie's sich bequem!

● Sorgen Sie für eine ruhige und entspannte Atmosphäre.

● Anfangs kann es schwierig sein, eine schmerzfreie Still-position zu finden; beginnen Sie erst, wenn Ihnen die Haltung wirklich angenehm ist. Achten Sie darauf, daß Sie das Kind zu sich heranholen und ihm nicht umgekehrt die Brust in den Mund schieben.

● Nie den Kopf des Babys von hinten zur Brust drücken. Es dreht und wendet ihn dann, weil es die Brustwarze da sucht, wo es berührt wird.

● Ihr Baby muß die Brust erreichen können, ohne seinen Kopf dabei zu überstrecken oder zu drehen. Deshalb liegt Ihr Baby immer mit seinem Bauch an Ihrem Bauch.

● Sobald Ihr Baby seinen Kopf selbst halten kann und sich das Stillen gut eingespielt hat, wird es auch selbst die richtige Haltung für sich finden.

Stillen im Liegen

● Legen Sie sich auf die Seite, ein Kissen unter dem Nacken. Ein weiteres Kissen im Rücken kann die Bequemlichkeit erhöhen.
Legen Sie Ihr Baby ebenfalls in Seitenlage dicht neben sich, mit dem Kopf direkt vor Ihrer Brust.
Eventuell müssen Sie den Rücken Ihres Babys mit einer Hand abstützen, damit es nicht wegrollt.
So können Sie die untere Brust geben.

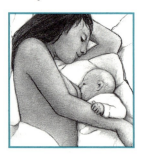

● Wollen Sie die obere Brust geben, müssen Sie sich nur leicht nach vorne beugen. Schieben Sie Ihr oberes Knie zum Abstützen vor.

Stillen im Sitzen

● Legen Sie sich ein Kissen in den Rücken und unterstützen Sie bei Bedarf Ihre Füße durch einen Schemel.
Durch ein Kissen auf Ihrem Schoß wird der Arm, auf dem Ihr Baby liegt, unterstützt.
Ihr Baby kann die Brustwarze am besten fassen, wenn Sie es so in den Arm nehmen, daß sein Bauch an Ihrem Bauch liegt.

Stillen im Stehen

● Zu Beginn einer Stillbeziehung gibt es immer wieder einmal Tage, an denen Ihr Baby schreit und schreit. Es läßt sich nur durch wiegende Bewegungen im Gehen beruhigen. Lehnt Ihr Kind das Stillen im Sitzen oder Liegen ab, versuchen Sie es doch einmal im Stehen. Sie können den Körper des Babys durch ein Tragetuch unterstützen und legen wie gewohnt an. Es klappt!

Unterm Arm

● Sie können Ihr Baby so anlegen, als hätten Sie einen Fußball unter Ihren Arm geklemmt. Beine und Körper des Babys liegen seitlich an Ihrem Körper, und es ruht auf einem Kissen, der Kopf durch Ihre Hand unterstützt.

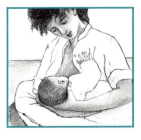

● Mit dieser Technik ist es möglich, Zwillinge gleichzeitig anzulegen.
Oder Ihr Baby verweigert eine Brust, weil es nicht umgedreht werden will. Schieben Sie Ihr Kind einfach von einer Brust zur anderen, ohne es umzudrehen.
Hat sich im äußeren Bereich der Brust eine Verhärtung gebildet, kann sie durch diese Art des Anlegens gründlich ausgestrichen werden.

Richtig stillen in jeder Lage

● Unterstützen Sie die Brust mit der Hand von unten, Ihr Daumen liegt oberhalb des Warzenhofs. Die Brustwarze soll leicht nach oben zeigen. So kommt sie im Mund Ihres Babys an der richtigen Stelle, über der Zunge, zu liegen.

● Damit sich die Brustwarze aufstellt und Ihr Baby den Mund öffnet, streicheln Sie mit der Warzenspitze sanft über seine Lippen.

● Will sich Ihre Brustwarze nicht richtig aufstellen, legen Sie für kurze Zeit einen kalten Waschlappen auf.

● Beim Stillen soll nicht nur die Brustwarzenspitze, sondern auch der Großteil des Warzenhofs im Mund des Kindes verschwinden.

● Wenn Ihr Baby den Warzenhof fast nicht oder gar nicht zu fassen bekommt, kann es sein, daß Ihre Brust zu voll ist. Streifen Sie ein wenig Milch aus der Brust ab.

● Schläft Ihr Baby beim Stillen ein, rutscht die Brustwarze etwas aus dem Mund und liegt dann falsch. Legen Sie Ihr Baby dann ganz neu an. Auch wenn Sie Ihre Brustwarze beim Stillen zwischen Zeige- und Mittelfinger halten, kann sie leicht herausrutschen.

● Ihr Kind atmet beim Saugen durch die Nase. Ist diese durch Ihre Brust verlegt, drücken Sie seinen Po an sich heran, und schon ist die Nase frei. Drücken Sie dazu nie mit einem Finger auf Ihre Brust – Sie könnten so einen Milchgang abdrücken oder die Brustwarze aus dem Mund des Kindes ziehen.

● Läßt Ihr Baby nach dem Stillen nicht los, schieben Sie einen Finger sanft zwischen seine Kiefer, um das entstandene Vakuum zu lösen. Reißen Sie Ihr Baby niemals von der Brust – das vertragen die empfindlichen Brustwarzen überhaupt nicht.

Brustpflege nach dem Stillen

● Nach dem Stillen ist es sehr wichtig, daß Sie etwas Muttermilch aus der Brust auspressen, auf der Brustwarze verteilen und antrocknen lassen. Muttermilch enthält entzündungshemmende Stoffe und hilft, wunde Brustwarzen zu verhindern oder abzuheilen.

● Waschen Sie Brust und Brustwarzen während des Stillens nicht mit Seife oder ähnlichem. Klares Wasser ist vollkommen ausreichend.

● Es sind keine Desinfektionslösungen oder speziellen Salben erforderlich.

● Cremen Sie die Brustwarzen nicht ein, sie werden sonst zu weich. Für die Hautpflege der Brüste sollten Sie nur unparfümierte Cremes nehmen, denn ein Duft kann Ihr Baby irritieren und zur Verweigerung der Brust führen. Auch die teuerste Creme ist übrigens Dehnungsstreifen gegenüber machtlos …

Trinkt es auch genug?

● Stillen Sie, sooft Ihr Baby danach verlangt – es braucht in der ersten Lebenswoche wenigstens 5 Stillmahlzeiten pro Tag.

● Nur die Gesamttrinkmenge zählt. Pro Stillmahlzeit kann Ihr Baby unterschiedliche Mengen trinken; in der Tabelle stehen nur Anhaltswerte. Es gibt Kinder, die am 3. Tag 10mal 15 g pro Mahlzeit trinken oder aber 5mal 30 g pro Mahlzeit – beides ergibt 150 g in 24 Stunden.

Die richtige Trinkmenge

Alter	Gesamt-trink-menge*	mittlere Trink-menge**
1. Tag	50 g	10 g
2. Tag	100 g	20 g
3. Tag	150 g	30 g
4. Tag	200 g	40 g
5. Tag	250 g	50 g
6. Tag	300 g	60 g
7. Tag	350 g	70 g

* in 24 Stunden
** pro Mahlzeit bei 5 Mahlzeiten

Was sagt die Waage?

● Um herauszufinden, ob Ihr Baby genug trinkt, können Sie die *Wiegeprobe* machen: Wiegen Sie Ihr Baby vor und nach jedem Stillen, und notieren Sie den Gewichtsunterschied. Nach jeweils 24 Stunden zählen Sie diese Differenzen zusammen. Wenn die Summe mit der in der Tabelle genannten Gesamttrinkmenge übereinstimmt, trinkt Ihr Baby genug. Wirklich zuverlässige Werte erhalten Sie allerdings nur mit einer elektronischen Waage.

Ab der 2. Lebenswoche können Sie an Folgendem erkennen, ob Ihr Baby genug trinkt:

● 6 Stoff- oder Einmalwindeln pro Tag sind naß
● Ihr Kind hat einen normalen Hautturgor (Spannungszustand der Haut)
● Es ist lebhaft und nimmt regelmäßig an Gewicht zu.

In den ersten Wochen

● Ihr Baby kann in der 1. Woche seines Lebens bis zu 10 % seines Geburtsgewichts verlieren. Erst nach 2 bis 3 Wochen erreicht es dieses Gewicht wieder.

● In vielen Kliniken werden die Babys einmal am Tag gewogen. Hat ein Baby ungefähr 5 % des Geburtsgewichtes verloren, wird bei einer Stillmahlzeit eine Still- beziehungsweise Wiegeprobe durchgeführt (siehe linke Spalte). *Einmaliges* Wiegen in 24 Stunden sagt jedoch nichts über die Gesamttrinkmenge aus (siehe Seite 19)! Dennoch wird oft aufgrund einer zu geringen Einzeltrinkmenge vorschnell das Zufüttern eingeführt.

● Oft wird auch bereits bei minimaler Gewichtsabnahme zugefüttert. Es wäre aber wünschenswert, daß nur dann zugefüttert würde, wenn dies unbedingt erforderlich ist – siehe Seite 21.

Wann und wie zufüttern?

Gewichtsentwicklung bis zum ersten Geburtstag

● Babys sollen laut Lehrbuch im 1. Lebenshalbjahr wöchentlich 150 bis 250 g zunehmen, im 2. Lebenshalbjahr etwa 80 bis 150 g pro Woche. Geraten Sie nicht in Panik, wenn dies nicht der Fall ist. Babys nehmen einmal weniger, einmal mehr zu.

● Wiegen Sie nicht ständig, Sie machen sich nur verrückt. Häufiges Wiegen ist nur bei sehr kleinen, untergewichtigen Kindern und bei Kindern mit angeborenen oder erworbenen Stoffwechselstörungen erforderlich. Ab der 4. Woche reicht es völlig aus, das Baby einmal in der Woche nackt zu wiegen.

> **Regel**
> Nach 1/2 Jahr sollte Ihr Baby sein Geburtsgewicht verdoppelt und nach 1 Jahr verdreifacht haben.

> **Gründe fürs Zufüttern**
>
> ● Ihr Baby trinkt in der ersten Lebenswoche deutlich weniger, als es jeweils in 24 Stunden trinken sollte.
> ● Die Milchbildung läßt auf sich warten, und Ihr Kind verliert innerhalb der ersten 3 Tage mehr als 10 % seines Geburtsgewichts.
> ● Ihr Baby wiegt weniger als 2500 g.

● Auch wenn Sie zufüttern, stillen Sie immer zuerst an beiden Brüsten insgesamt etwa 30 Minuten lang. Erst dann bieten Sie Ihrem Baby die Flasche an.

● Füttern Sie Ihrem Baby immer nur die Menge zu, die es trinken möchte, auch wenn man Ihnen in der Klinik damit Druck macht, daß Ihr Baby zu wenig trinke und es zu verhungern drohe. Was Sie aber Ihrem Baby aufzwingen, wird es mit Sicherheit wieder erbrechen.

Die Flasche geben

● Halten Sie Ihr Baby beim Füttern ganz nah an Ihren Körper, halb aufrecht im Arm, sein Kopf in Ihrer Armbeuge, der Körper in Ihrem Schoß.

● In den ersten 4 Monaten füttern Sie adaptierte Säuglingsmilch (Kennzeichnung mit »Pre« oder »1«); wenn in Ihrer Familie Nahrungsmittelallergien vorkommen, füttern Sie adaptierte hypoallergene Milch, ab dem 4. Monat teiladaptierte hypoallergene Milch.

● Flaschennahrung sollte vor jeder Mahlzeit frisch zubereitet werden; Leitungs- wie auch Mineralwasser muß immer abgekocht werden. Schütteln Sie die Flasche nicht (die Luftblasen verursachen Blähungen!), sondern verrühren Sie Pulver und Wasser mit einem Löffel. Die richtige Trinktemperatur ist 37 °C (Körpertemperatur).

● Verwenden Sie immer einen Teesauger mit extrafeiner Lochung und ohne Ventil. Andere Saugergrößen lassen die Milch zu schnell aus der Flasche fließen. Dies hätte zwei große Nachteile: Einerseits würde sich Ihr Baby ständig verschlucken und Luft schlucken und anschließend mit Bauchschmerzen reagieren; andererseits müßte sich Ihr Baby an der Flasche nicht anstrengen und würde schnell begreifen, wie einfach es ist, aus der Flasche zu trinken – die Folge: es verweigert Ihre Brust!

● Ziehen Sie Plastikflaschen denen aus Glas vor, denn sie sind leichter, unzerbrechlich und auch zum Füttern von Muttermilch geeignet. Flaschen mit weitem Hals und gerader Form lassen sich leicht reinigen.

● Säubern Sie Flaschen und Sauger nach jedem Gebrauch, und kochen Sie sie 1mal am Tag 10 Minuten lang aus.

Warum Tee?

● Wenn Sie voll stillen, also nichts zufüttern, benötigt Ihr Baby nicht unbedingt Tee. Der Durst wird durch die Muttermilch gestillt, die zu Beginn einer Stillmahlzeit etwas wäßriger ist.

● Mit Tee kann man aber gut eine Mahlzeit hinauszögern. Wichtig: 1/2 Stunde Abstand zur nächsten Stillmahlzeit einhalten. Der Bauch wäre sonst mit Wasser gefüllt und es gäbe keinen Platz mehr für Muttermilch.

● Tee gefährdet nicht das Stillen, wenn Sie den Tee mit extrafeinem Sauger ohne Ventil füttern und darauf achten, daß Ihr Baby nicht unmittelbar vor einer Stillmahlzeit Tee erhält.

● In den ersten Tagen in der Klinik ist es sinnvoll, Ihrem Baby Tee anzubieten, wenn die Milchproduktion nicht richtig in Gang kommen will. An erster Stelle steht jedoch immer das Anlegen.

● In den ersten Tagen fängt Ihr Baby vielleicht trotz des Stillens an, am ganzen Körper oder an Körperteilen zu zittern: Sein Blutzuckerspiegel ist abgefallen – bieten Sie Tee mit Traubenzucker an.

● Ihr Kind hat in der ersten Lebenswoche unter Umständen eine starke Gelbsucht (siehe auch Seite 26). Geben Sie Ihrem Baby neben dem Stillen viel Tee. Durch die zusätzliche Flüssigkeit kann der Farbstoff Bilirubin, der für die Gelbsucht verantwortlich ist, über die Nieren ausgeschieden werden.

● Bei Bauchschmerzen bieten Sie Ihrem Baby Fenchel-, Anis- oder Kümmeltee an.

● Verwenden Sie offenen Tee oder auch Teebeutel, auf keinen Fall Babyfixtees. Diese enthalten meist Zuckeraustauschstoffe, manche auch Milcheiweißstoffe, die für allergiegefährdete Kinder ungeeignet sind.

Das Baby in der Kinderklinik

● Auch wenn Ihr Kind direkt nach der Geburt verlegt wurde und Sie dies sehr belastet, ist es möglich zu stillen. Um die Milchproduktion in Gang zu bringen, sollten Sie noch am Tag der Entbindung mit dem Abpumpen beginnen.

● Verwenden Sie von Anfang an eine Elektromilchpumpe.

● Pumpen Sie alle 3 bis 4 Stunden, wie ab Seite 44 beschrieben. Anders als beim normalen Abpumpen, waschen Sie Ihre Brüste mit Wasser, nachdem Sie die ersten Milchtropfen mit der Hand abgedrückt haben.

● In den ersten Tagen wird keine oder nur sehr wenig Milch kommen. Das ist ganz normal; lassen Sie sich dadurch nicht verunsichern – die Anregung der Milchbildung ist das Wichtigste.

● Die Vormilch, die Sie in den ersten Stunden nach der Geburt abpumpen, sollten Sie nicht wegschütten, sondern einfrieren, denn sie ist sehr wichtig für Ihr Kind.

● Ganz allmählich wird sich die Milchbildung einpendeln. Sollte es an einem Tag mal nicht so klappen, machen Sie trotzdem weiter. Denken Sie immer daran: Muttermilch ist sehr wichtig für Ihr Baby!

● Die Muttermilch wird nach dem Abpumpen in den Kühlschrank der Klinik gestellt und dann entweder von Ihrem Partner oder einem Hol- und Bringdienst in einer Kühltasche in die Kinderklinik gebracht. So erhält Ihr Kind täglich frische Muttermilch. Nicht verwendete Milch wird eingefroren, bei Bedarf aufgetaut und an Ihr Kind verfüttert.
Wie Sie Muttermilch richtig einfrieren und auftauen, finden Sie ab Seite 46.

Frühgeborene

● Kommt Ihr Baby vor der 36. Woche auf die Welt, so kann es sein, daß sein Saugreflex sehr schwach ausgebildet ist und es deshalb nur schlecht an der Brust oder der Flasche saugt. Es erhält dann die abgepumpte Muttermilch über einen Schlauch (Sonde), der in den Magen führt.

● Sobald der Saugreflex Ihres Babys kräftiger geworden ist, können Sie es anlegen. Jedoch wird es jetzt noch immer sehr schnell müde beim Saugen; die Anregung reicht nicht aus, um genügend Milch zu bilden. Pumpen Sie zusätzlich Muttermilch ab (Seite 44ff).

● Bieten Sie Ihrem Baby viele kleine Mahlzeiten an.

● Wird Ihr Kind beim Stillen sehr schnell müde und trinkt dadurch nur unzureichende Mengen, so bringen Sie vor dem Anlegen den Milchfluß in Gang (siehe Seite 13).

● Hat Ihr Kind durch das ständige Trinken an der Flasche verlernt, an der Brust zu saugen, so pumpen Sie die Muttermilch weiterhin ab und verfüttern sie mit der Flasche (siehe Seite 22). Legen Sie Ihr Baby aber auf jeden Fall mehrmals am Tag an!
Mit viel Geduld und mehreren Versuchen täglich lernt Ihr Baby innerhalb weniger Wochen wieder, an der Brust zu saugen.

● Um das Füttern mit der Flasche zu umgehen, können Sie ein sogenanntes Brusternährungsset (Seite 54) verwenden.

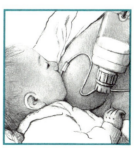

Beschwerden des Babys

● In der ersten Lebenswoche haben fast alle Babys *Gelbsucht*. Viel trinken ist jetzt wichtig, siehe Seite 23. In seltenen Fällen tritt eine verlängerte Gelbsucht auf, die mit der Muttermilch zusammenhängt. Eine kurzfristige Stillpause kann diese Gelbsucht bessern; Ihr Baby erhält solange künstliche Milch. Sie pumpen ab, frieren die Muttermilch ein oder schütten sie weg. In der Regel können Sie nach 24 bis 48 Stunden weiterstillen.

● Hat Ihr Kind eine *kleine Gaumenspalte,* können Sie – mit viel Geduld – trotzdem stillen. Halten Sie es nicht zu flach, um zu vermeiden, daß die Milch über den Mund in die Nase und die Ohren läuft.

● Ist Ihr Baby *krank,* trinkt es möglicherweise anders als sonst. Kein Problem, wenn es mehr trinkt – Ihre Milchproduktion regelt sich nachher wieder von selbst. Trinkt es weniger, pumpen Sie ab.

Es wird nicht satt!?

Schnell taucht die Angst auf, daß die Milch nicht ausreicht oder daß Sie etwas falsch machen …

Ihr Baby will plötzlich alle 2 Stunden trinken. Bisher waren die Pausen viel länger.
● Alle Babys haben im ersten halben Lebensjahr Wachstumsphasen, in denen sie mehr Milch benötigen. Damit mehr Milch gebildet wird, muß häufiger angelegt werden. Sobald sich die Milchmenge an den Bedarf angepaßt hat, sind die Abstände zwischen den Mahlzeiten wieder größer. Bis zum nächsten Wachstumsschub.

Vor allem ab dem späten Nachmittag verlangt Ihr Kind ständig nach der Brust.
● Ihr Baby und auch Sie sind vom ganzen Tag erschöpft, unruhig und weniger belastbar. Viele Mütter haben dann etwas weniger Milch. Hier hilft es, sich und dem Baby Ruhe zu gönnen. Es ist aber kein Grund, zuzufüttern!

Ihr Baby verlangt nachts häufiger nach der Brust als tagsüber!

● Das ist ganz normal und tritt immer wieder einmal auf. Gehen Sie auf Ihr Baby ein, stillen Sie es. Haben Sie keine Angst, Ihr Baby zu sehr zu verwöhnen. Sie geben ihm einfach nur die Sicherheit, daß Sie immer für es da sind.

Ihr Baby will viel öfter an die Brust als das Ihrer Freundin.

● Kinder haben unterschiedliche Saugbedürfnisse. Manche trinken nur 5mal, andere bis zu 14mal in 24 Stunden.

Ihr Baby weint, wenn Sie es von der Brust nehmen.

● Vor allem in den ersten Monaten würden Babys am liebsten dauernd nuckeln. Wenn Sie Ihr Baby von der Brust nehmen, so nehmen Sie ihm Ihre Nähe, Ihren Geruch und Ihre Herztöne. Es protestiert, nicht weil es noch hungrig ist, sondern weil Sie ihm das Schönste nehmen, das es hat.

Sie wiegen Ihr Kind regelmäßig vor und nach den Mahlzeiten. Es trinkt nie die in der Tabelle angegebene Milchmenge.

● Denken Sie daran, Babys trinken immer nur das, was sie gerade brauchen. Die Tabelle gibt nur Anhaltswerte. Mehr übers Wiegen siehe Seite 20.

Ihre Brust ist plötzlich nicht mehr so prall, eher klein und weich.

● In den ersten Wochen nach der Geburt stellt sich Ihre Brust auf die Milchbildung ein. Es ist ganz normal, wenn sie dann wieder kleiner und weicher wird. Mit einer unzureichenden Milchmenge hat das nichts zu tun.

Ihr Kind hatte bisher täglich mehrfach Stuhlgang, jetzt nur noch alle 4 Tage.

● Es ist ganz normal, wenn der Stuhlgang im Laufe der Zeit nicht mehr so häufig, sondern nur noch alle paar Tage auftritt.

Zuwenig Milch

Ihr Kind ist zu schwach, um richtig zu saugen.
Es holt sich nicht genügend Milch aus der Brust. Durch den unzureichenden oder zu schwachen Saugreiz wird auf Dauer nicht genügend Milch gebildet.
● Versuchen Sie es mit vielen kleinen Stillmahlzeiten. Wenn das nicht ausreicht, müssen Sie abpumpen.

Sie legen nicht richtig an – der häufigste Grund für eine unzureichende Milchmenge.
● Da die Nachfrage das Angebot regelt: Legen Sie Ihr Baby so oft wie möglich an. Achten Sie darauf, richtig und ausreichend lange anzulegen – siehe Seite 14 bis 18.

Sie beruhigen Ihr Baby häufig mit Schnuller oder Teeflasche.
● Legen Sie Ihr Baby lieber häufiger an – nur so kann ausreichend Milch gebildet werden.

Aus körperlichen oder seelischen Gründen sind Sie nicht in der Lage, genügend Milch zu bilden:

● Trinken Sie genug? Essen Sie ausreichend? Ernähren Sie sich abwechslungsreich? Sie benötigen als Stillende etwa 2 bis 2 1/2 Liter Flüssigkeit am Tag und täglich ungefähr 600 bis 800 kcal mehr als bisher. Nur dann können Sie genügend Milch bilden.

● Rauchen Sie? Auch dies reduziert die Milchmenge.

● Nehmen Sie Medikamente, die die Milchproduktion beeinflussen? Nach Absprache mit Ihrem Arzt absetzen!

● Milchbildungstee, Bierhefetabletten und die Massage der Brust mit Oleum lactagogum (Fa. Weleda) läßt die Milchbildung besser in Gang kommen.
Bei der Massage unterstützen Sie die Brust mit einer Hand, mit der anderen

Zuviel Milch

massieren Sie das Öl in kreisenden Bewegungen in die Haut ein. Die Brustwarzen sparen Sie aus.

● Denken Sie niemals, die Milch reicht nicht, und lassen Sie sich dies auch nicht von anderen einreden. Allein dieser Gedanke blockiert den Milchflußreflex.

● Gönnen Sie sich genügend Ruhe? Sind Sie in der Lage, sich zwischendurch richtig zu entspannen? Muten Sie sich nicht zuviel zu. Besorgen Sie sich bei Bedarf eine Hilfe für den Haushalt (Zuschuß der Krankenkasse möglich!). Lassen Sie sich von Ihrem Partner verwöhnen.

● Belastet Sie irgendetwas? Ein Gespräch mit jemandem, der Ihnen zuhört und Sie beruhigt, löst die Spannungen.

● Ist Ihr Partner gegen das Stillen? Sprechen Sie miteinander, und holen Sie sich notfalls Hilfe (Seite 38).

● Es kann immer wieder mal vorkommen, daß Sie zuviel Milch haben. Zumeist gleicht sich das schnell wieder aus. Bilden Sie aber generell zuviel Milch, so können beim Stillen Probleme auftreten. Dann ist Abhilfe notwendig:

● Wenn Sie in der ersten Woche nach der Geburt während des Milcheinschusses zuviel Milch haben, legen Sie Ihr Baby so oft wie möglich an. Dadurch verläuft der Milcheinschuß allmählicher, und es wird sich nicht so viel Milch zwischen den Stillmahlzeiten ansammeln. Sonst schießt die Milch Ihrem Baby beim Anlegen regelrecht in den Rachen, und es würgt und spuckt. Manche Babys verweigern dann die Brust.

● Wenn die Muttermilch zu Beginn einer Stillmahlzeit sehr stark aus der Brust herausspritzt, so versuchen Sie es doch einmal mit einer anderen Stillposition. Legen Sie sich auf den Rücken, den

Kopf unterstützt mit einem Kissen. Ihr Baby liegt bäuchlings auf Ihrem Bauch. Die Stirn Ihres Babys stützen Sie ab, damit die Nase frei bleibt. In dieser Stellung kann die Milch nicht so stark aus der Brust herausspritzen.

● Eine weitere Hilfe ist, vor dem Anlegen den Milchfluß selbst auszulösen. Dann spritzt die überschüssige Milch heraus, und erst wenn der Fluß gleichmäßiger geworden ist, legen Sie Ihr Kind an. Den Milchflußreflex können Sie zum Beispiel auslösen, indem Sie die Brustwarze zwischen den Fingern drehen. Oder Sie legen Ihr Baby kurz an, und sobald der Milchfluß beginnt, nehmen Sie es von der Brust und legen es erst wieder an, wenn die Milch gleichmäßig fließt.

● Stillen Sie Ihr Baby bei jeder Mahlzeit nur an einer Brust. Dadurch wird die einzelne Brust nicht so häufig entleert und die Milchbildung weniger angeregt. Achten Sie bei der Umstellung vom beidseitigen zum einseitigen Stillen aber immer auf Knoten in der Brust (Zeichen eines Milchstaus, Seite 33). Sollte es erforderlich werden, streichen Sie mit Ihrer Hand etwas Muttermilch aus der anderen Brust aus.

● Trinken Sie weniger. Haben Sie zum Beispiel immer am Morgen zuviel Milch, so reduzieren Sie Ihre Trinkmenge am späten Nachmittag und Abend.

● 2 bis 3 Tassen Salbeitee täglich helfen Ihnen, die Milchmenge zu reduzieren.

● Sollte Ihre Brust zwischen den Stillmahlzeiten spannen, dann streichen Sie nur soviel Milch aus wie nötig.

● Bei schmerzenden Brüsten machen Sie zwischendurch Quark- oder Buttermilchauflagen (siehe Seite 13).

Es will nicht trinken!

● Ihr Kind könnte irritiert sein, weil Sie Parfüm oder Waschmittel gewechselt haben. Auch der Genuß von Spargel oder Knoblauch kann einen Stillstreik auslösen.

● Hat Ihr Baby Schnupfen und bekommt deshalb nur sehr schlecht Luft beim Trinken? Träufeln Sie etwas Muttermilch oder 0,9 %ige Kochsalzlösung (aus der Apotheke) in die Nase, damit sie wieder frei wird.

● Beginnt Ihr Baby mit dem Zahnen, so hat es vielleicht Schmerzen beim Saugen; dagegen helfen Escatitona-Zahnungstropfen oder Osanit-Kügelchen (Apotheke).

● Spritzt zu Beginn der Stillmahlzeit die Milch zu stark aus Ihrer Brust? Streichen Sie vor dem Stillen etwas Milch aus, bis sie gleichmäßig fließt.

● Mit zunehmendem Alter läßt sich Ihr Kind durch äußere Einflüsse leicht ablenken. Stillen Sie in einer ruhigeren Umgebung.

● Oder legen Sie Ihr Kind im Halbschlaf an, dann geht es ohne Schwierigkeiten.

Ihr Baby lehnt nur eine Brust ab:
● Legen Sie Ihr Baby in einer anderen Stillposition an; oder legen Sie es so an, als wäre es seine bevorzugte Seite (siehe »Unterm Arm«, Seite 17).
Wenn das nichts nützt, machen Sie sich keine Sorgen – Sie können Ihr Baby auch mit einer Brust ernähren.

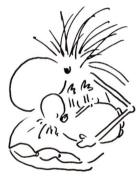

Wunde Brustwarzen

● Zur Vorbeugung sollten Sie Ihre Brustwarzen schon in der Schwangerschaft abhärten (Seite 5). Verwenden Sie weder Seife noch Duschgel zur Reinigung der Brüste.

● Das richtige Anlegen ist die beste Vorbeugung. Beachten Sie genau die Tips zum richtigen Stillen ab Seite 14!

● Achten Sie beim Stillen besonders auf die richtige Lage Ihres Babys. Stillen Sie in verschiedenen Positionen, das entlastet die Brustwarzen.

● Lassen Sie Ihre Brust nicht zu prall werden: Stillen Sie Ihr Baby häufiger, dann ist es nicht so gierig und saugt vorsichtiger. Beginnen Sie mit der weniger wunden Seite, und legen Sie es nicht ganz so lange an wie sonst.

● Verteilen Sie nach dem Stillen immer ein wenig Muttermilch auf Ihrer Brustwarze. Muttermilch enthält entzündungshemmende Stoffe, die schützen und heilen.

● Wechseln Sie bei jedem Stillen die Stilleinlagen. Feuchte Stilleinlagen fördern wunde Brustwarzen. Verwenden Sie Stilleinlagen aus Wolle/Bouretteseide, die die Heilung unterstützen.

● Ist Ihre Brustwarze eingerissen und blutig, und Sie möchten lieber nicht stillen, dann pumpen Sie die Milch mit einer Hand- oder Elektromilchpumpe ab (Seite 44). Füttern Sie die abgepumpte Muttermilch mit der Flasche.

● Bei blutenden und rissigen Brustwarzen verkleben Ihre Brustwarzen leicht mit der Stilleinlage. Aus diesem Grund sollten Sie Brustwarzenschoner (Brustwarzenschutz, Seite 53) in den Büstenhalter einlegen. Sie gewähren eine gute Luftzirkulation, so daß die Risse schneller abheilen.

Milchstau

● Wenn es gar nicht anders geht, verwenden Sie als Schutz beim Stillen Brust- oder Stillhütchen (Seite 51).

● Bestrahlen Sie Ihre Brüste 3mal täglich 5 Minuten lang mit einer Rotlichtlampe aus 1 Meter Entfernung.

● Lassen Sie viel Luft und Sonne an die Brustwarzen.

● Tragen Sie Salbeitinktur im Wechsel mit einer Brustwarzensalbe (Apotheke) auf. Heilen Ihre Brustwarzen besonders schlecht, tragen Sie stattdessen 3mal täglich nach dem Stillen Silicea-Gel auf die Brustwarze auf.

● Wenn nach 3 bis 4 Tagen keine Besserung eintritt, wäre es möglich, daß Ihr Baby einen Pilz (Soor) im Mund hat und Sie sich angesteckt haben. Gehen Sie zum Arzt.

Anzeichen für einen Milchstau sind Knoten oder strangförmige Verhärtungen in der Brust, sie ist rot und schmerzt. Eventuell leiden Sie auch unter Kopfschmerzen, Unwohlsein und Fieber.

● Wenn Ihr *Milchflußreflex durch Ärger, Schmerz, Streß oder ähnliches gestört* ist und sich die Milch deshalb aufstaut, suchen Sie Rat und Hilfe bei Ihrer Hebamme, in der Stillgruppe oder bei einer stillerfahrenen Frau. Gönnen Sie sich viel Ruhe!

● Durch *schlechtsitzende Büstenhalter, enge Kleidung oder Tragehilfen* und auch durch *falsches Anlegen* ist es möglich, daß Milchgänge abgedrückt werden (Anlegen siehe Seite 18).

● Auch durch *Kälte oder Zugluft* kann bei sehr empfindlichen Frauen ein Milchstau entstehen.

● Ihr Baby schläft plötzlich länger, ist krank, erhält seit kurzem Beikost – all dies führt dazu, daß die *Brust nur unzureichend entleert* wird. Siehe hierzu auch Seite 28 und 57.

● Zu Beginn des Stillens besteht häufig ein *Überangebot an Milch:* Legen Sie kurz vor dem Stillen einen warmen Waschlappen auf die knotige, eventuell auch gerötete Stelle. Nach einigen Minuten nehmen Sie ihn ab und massieren mit der Faust über Ihre Brust in Richtung Brustwarzenspitze, mit sanftem Druck. So wird die Milch durch die Wärme gelöst und durch die Massage in die Milchseen transportiert.

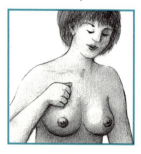

● Legen Sie Ihr Baby Tag und Nacht doppelt so häufig an wie bisher, und versuchen Sie, die betroffene Brust so gut wie möglich zu entleeren.

● Wenn Ihr *Baby die Brustwarze nicht richtig fassen kann*, weil die Brust zu voll ist, streifen Sie vor dem Stillen etwas Milch aus.

● Besteht nur ein *einzelner Knoten,* dann legen Sie Ihr Baby so an, daß der Unterkiefer Ihres Kindes auf der verhärteten Stelle aufliegt. Durch die Saugbewegungen wird die knotige Stelle ausmassiert.

● Haben Sie *Schmerzen* in der Brust, so machen Sie zwischen den Stillmahlzeiten kühlende Quark- oder Buttermilchauflagen (Seite 13).

● Verschwindet der Milchstau nach 1 bis 2 Tagen nicht, müssen Sie zum Arzt gehen!

Brust-
entzündung

Anzeichen einer Brustent-
zündung (Mastitis) sind
Kopfschmerzen, Übelkeit,
Schwindel, Gliederschmer-
zen und hohes Fieber. Die
Brust ist rot, hart, heiß und
schmerzt.

● Mögliche Ursachen: Aus
einem Milchstau, der nicht
aufgelöst wird, kann eine
Brustentzündung werden.
Oder Krankheitserreger vom
Mund des Babys werden auf
die Brustwarze übertragen.

● Das beste ist, Sie legen
sich sofort ins Bett.

● Abstillen ist nicht nötig. Im
Gegenteil, eine Brustentzündung heilt schneller ab, wenn
Sie Ihr Baby möglichst alle
zwei Stunden anlegen. Ist Ihr
Baby nicht dazu in der Lage,
so häufig zu trinken, verwenden Sie eine Elektromilchpumpe (Seite 44ff).

● Fließt die Milch nicht richtig, können Sie vor dem Stillen einige Minuten lang ein
warmes feuchtes Tuch auf
die Brust legen.

● Trinken Sie während der
Erkrankung täglich 3 bis
4 Tassen Salbeitee. Dieser
Tee verhindert, daß durch
häufiges Stillen beziehungsweise Abpumpen zuviel
Milch gebildet wird.

● Homöopathisch arbeitende
Ärzte verwenden Phytolacca,
um die Milchmenge etwas zu
drosseln. Nehmen Sie Phytolacca D4, 1mal täglich 5 Globuli (aus der Apotheke).

● Ihre Brustschmerzen kön-
nen Sie durch Quark- oder
Buttermilchauflagen lindern
(Seite 13).

● Behandeln Sie eine Brustentzündung nicht allein, sondern setzen Sie sich auf jeden Fall mit einer Hebamme
oder einer Stillberaterin und
mit Ihrem Arzt in Verbin-
dung. Auch wenn dieser
Ihnen Antibiotika verordnet,
dürfen Sie weiterstillen.

Medikamente und Genußgifte

Richtig essen

● Medikamente sollten Sie nur dann einnehmen, wenn es unumgänglich ist. Dabei ist immer die Wirkung auf das Kind zu berücksichtigen. Weisen Sie Ihren Arzt darauf hin, daß Sie stillen. Er wird ein Medikament mit geringen Nebenwirkungen suchen.

● Impfungen sind in der Stillzeit nicht verboten. Tot-Impfstoffe (etwa Diphtherie, Tetanus, Poliomyelitis, FSME) haben keine Auswirkung auf Ihr Kind. Lebend-Impfstoffe (Masern, Mumps, Röteln) sollten nur in Ausnahmefällen angewendet werden.

● Nikotin geht in die Muttermilch über. Sie sollten auf keinen Fall rauchen. Bereits häufiges »Mitrauchen« führt beim Kind zu Schäden.

● Alkohol geht in die Muttermilch über. Sie sollten auf Alkohol verzichten. Mehr übers Trinken finden Sie auf Seite 37/38.

● Sie benötigen täglich mindestens 600 bis 800 kcal zusätzlich, um erfolgreich stillen zu können.

● Essen Sie abwechslungsreich, vollwertig, mineralstoff- und vitaminreich und nur qualitativ Hochwertiges.

● Machen Sie keine Abmagerungskuren während der Stillzeit. Sie könnten in einen Nährstoffmangel geraten; zudem wird durch die Diät das Fett Ihres Körpers aktiviert, so daß die darin enthaltenen Schadstoffe in die Muttermilch gelangen.

● Jede Mahlzeit sollte ungefähr zu einem Drittel aus Getreide und Getreideprodukten bestehen. Sie liefern Kohlehydrate, Eiweiß, Mineralstoffe und Vitamine.

● Milch und Milchprodukte liefern viel Eiweiß und Calcium. Sie sollten 10 bis 20% der täglichen Speisen ausmachen.

Richtig trinken

- Es reicht, wenn Sie Fleisch und Fisch nur 2mal wöchentlich zu sich nehmen.

- Gemüse sollte vorwiegend roh gegessen werden. Frisches Obst als Vitaminlieferant darf auf dem Speisezettel nicht fehlen.

- Verwenden Sie hochwertige Fette und Öle.

- Sie benötigen ungefähr 2 Liter Flüssigkeit am Tag. Eine höhere Flüssigkeitsaufnahme führt nicht zu einer höheren Milchproduktion.

- Am besten sind natrium- und kohlensäurearmes Mineralwasser, Kräutertees, Früchtetees und Säfte (siehe aber auch Kasten unten).

Beschwerden durch Nahrungsmittel

Roter, wunder Po
- Fruchtsäfte, Früchte und scharfe Gewürze können eine Reizung der Haut hervorrufen. Sie müssen Ihr Kind gut beobachten – essen Sie Früchte und trinken Sie Fruchtsäfte, und schauen Sie, ob Ihr Baby reagiert.

Allergische Reaktionen
- auf Kuhmilch, Fisch, Zitrusfrüchte, Tomaten, Erdbeeren, Weizen, Soja, Kaffee, Schokolade, Eier, Nüsse und viele andere Lebensmittel sind möglich.

Blähungen
- durch Lauch, Kohl, Hülsenfrüchte, zuviel Zwiebeln, zuviel Knoblauch, Frischmilch, Zucker in Verbindung mit Vollkornprodukten und Zucker in jeder Form.

Gehemmte Milchproduktion
- durch Kräuter, wie Petersilie und Salbei;
- durch Tees wie Pfefferminze, Hibiskus und Salbei.
- durch saure Lebensmittel, zum Beispiel Gurken.

Es gibt jedoch keine allgemeingültigen Regeln. Beobachten Sie sich und Ihr Baby ganz genau.

● Täglich 2 bis 3 Tassen Milchbildungstee (Fa. Weleda) fördern die Milchproduktion.

● Kaffee, Schwarztee und Matetee enthalten Koffein und können ein Baby unnötig belasten. Sie sollten nur wenig davon trinken.

● Alkohol geht sofort in die Muttermilch über; deshalb auf Alkohol am besten ganz verzichten. Wenn Sie einmal ein Glas Wein trinken möchten, so tun Sie dies kurz nach dem Stillen. Bis zur nächsten Stillmahlzeit ist der Großteil des Alkohols abgebaut.

● Milch und andere flüssige Milchprodukte können mit Vorsicht getrunken werden. Kuhmilch kann allergische Reaktionen und Koliken bei Ihrem Baby auslösen.

● Fruchtsäfte können bei Ihrem Baby zu einem roten Po führen. Probieren Sie aus, was Ihr Baby verträgt.

Beziehungs-probleme?

● Nach der Geburt haben Sie deutlich weniger Zeit für Ihren Partner und sind wahrscheinlich sehr müde, unausgeglichen und fühlen sich vielleicht schon durch kleine Äußerungen gleich persönlich angegriffen. Dies kann leicht zu Spannungen führen. Eine ausgeglichene und harmonische Beziehung ist aber das beste Fundament für die Stillzeit.

● Teilen Sie Ihrem Partner mit, wie es Ihnen geht und was Sie bedrückt. So wird er eher Verständnis für Sie aufbringen können.
Fürs erfolgreiche Stillen ist die Unterstützung durch Ihren Partner ganz entscheidend – besonders dann, wenn Sie Probleme mit dem Stillen haben!

● Sprechen Sie schon in der Schwangerschaft mit Ihrem Partner über das Stillen, und bemühen Sie sich beide, eventuelle Vorurteile auszuräumen.

Sexualität und Verhütung

● Das Baby spielt die erste Geige. Manche Männer fühlen sich durch ein Baby zurückgesetzt, sind eifersüchtig auf die innige Beziehung zwischen Mutter und Kind. Nehmen Sie Ihrem Partner diese Angst schon vor der Geburt.
Gespräche in Geburtsvorbereitungskursen über die veränderte Lebenssituation durch ein Baby sind hier sehr hilfreich.

Lieber Vater!
Seien Sie nicht enttäuscht, wenn sich Ihr Baby nur von der Mutter beruhigen läßt. Glauben Sie niemals, es werde keine richtige Beziehung zum Kind entstehen, weil Sie das Baby nicht stillen können.
Ihre Beziehung zum Kind wächst durch Herumtragen, Sprechen, Baden, Spielen und nicht zuletzt durch die Hilfe und Unterstützung, die Sie Ihrer Frau und dem Baby geben.

● Das Stillen dient nicht nur der Nahrungszufuhr, sondern ist für Sie und Ihr Kind zugleich mit sinnlichen, oft auch erregenden Gefühlen verbunden. Sollte Ihr Mann darauf eifersüchtig sein – er darf Ihre Brüste genauso wie vor der Geburt berühren und liebkosen, sofern es Ihnen angenehm ist.

● Wenn Sie keine Beschwerden in Ihrer Scheide und an der Dammnaht verspüren, können Sie mit Ihrem Partner schlafen, sobald Sie nach der Geburt wieder Lust dazu haben. Mit etwas Experimentierfreude finden Sie sicher eine angenehme Stellung.

● Haben Sie Beschwerden und sind Ihre Brustwarzen noch sehr empfindlich, müssen Sie trotzdem nicht auf Sex verzichten. Sie beide brauchen das Streicheln und die liebevolle Zuwendung, und Sie können Ihre Sexualität auch ohne den Geschlechtsakt ausleben.

● Ist Ihre Scheide nach der Geburt sehr trocken, verwenden Sie Verhütungsschaum, -gel, -spray oder -zäpfchen – sie machen die Scheide gleitfähiger.

● Beim Orgasmus wird aus Ihren Brüsten die Milch fließen. Wenn Sie das stören sollte, legen Sie Ihr Baby vorher an. Lassen Sie sich durch das Auslaufen der Milch nicht irritieren. Dies zeigt schließlich nur, wie gut Sie Ihr Baby stillen können …

● Stillen gilt zwar allgemein als »Verhütungsmittel«, ist aber überhaupt nicht zuverlässig!
Es kann Monate dauern, bis Sie die erste Menstruation haben, denn solange Sie Ihr Baby voll stillen, verhindert der hohe Prolaktin-Spiegel den Eisprung; der aber findet *vor* der Menstruation statt – so sind Sie schon wieder empfängnisbereit, ohne es zu wissen!

Verhütungsmethoden

Temperaturmethode: unsicher, da Sie ja lange gar keine Regel haben.
Schleimbeobachtung: wer damit Erfahrung hat, kann sie jetzt auch anwenden.
Schaumzäpfchen und -sprays, Verhütungsgels und *Kondome:* gut geeignet; Vorteil: kein dauerhafter Eingriff, sondern Anwendung nach Bedarf.
Antibaby-Pillen: können die Milchmenge reduzieren (nicht die»Mini-Pille«); genereller Nachteil: Hormone gehen in die Muttermilch über, Auswirkungen beim Kind nicht ausreichend erforscht.
Spirale: kann bei der nachgeburtlichen Kontrolluntersuchung eingesetzt werden.
Diaphragma oder *Muttermundkappe:* müssen nach der Geburt neu angepaßt werden!

Geschwister-neid

● Um Eifersucht keine Nahrung zu geben, beziehen Sie Ihr älteres Kind beim Stillen mit ein. Setzen Sie sich auf eine große Couch, so daß das größere Kind auch noch Platz findet und sich gemütlich ankuscheln kann. Vielleicht lesen Sie hin und wieder mal eine Geschichte vor.

● Will Ihr größeres Kind mal von der Milch probieren, so lassen Sie es ruhig an Ihren Brüsten saugen.

● Versuchen Sie, sich mit dem Stillen nach und nach etwas an den gewohnten Tagesrhythmus der Familie anzupassen – um so leichter wird auch Ihr älteres Kind das Stillen als etwas Normales empfinden.

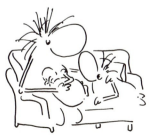

Zurück in den Beruf

● Wenn Sie wissen, daß Sie bald wieder arbeiten gehen, sollten Sie Ihrem Baby von Geburt an regelmäßig ein Fläschchen anbieten, damit es das Trinken daraus nicht verlernt (Seite 22).

● Einige Tage (besser Wochen) vor dem Beginn einer regelmäßigen Arbeit sollten Sie täglich 1- bis 2mal Milch abpumpen, um einen Vorrat anzulegen und um das regelmäßige Pumpen zu üben.

● Bevor Sie zur Arbeit gehen, lassen Sie Ihr Kind kräftig an Ihrer Brust trinken. Zurück zu Hause, stillen Sie Ihr Baby weiter wie gewohnt.

● Der Babysitter füttert während Ihrer Abwesenheit die abgepumpte Milch mit der Flasche oder Lerntasse.

● Wenn Sie mehrere Stunden von zu Hause weg sind, sollten Sie zwischendurch Milch abpumpen, damit kein Milchstau entsteht.

Stillen unterwegs

● Als Stillende kann man vieles unternehmen. Die Milch hat man immer bei sich, und auch ein Platz zum Stillen findet sich immer.

● Auch wenn Sie sehr zurückgezogen stillen, kann es doch passieren, daß jemand dumme Bemerkungen macht. Lassen Sie sich dadurch nicht verunsichern.

● In einigen Geschäften und öffentlichen Gebäuden gibt es Räume, in denen Sie ungestört stillen können. Fragen Sie danach.

● Stillen auf Reisen ist sehr praktisch: Sie müssen sich keine Gedanken darüber machen, ob Sie das Wasser verwenden können; Sie haben keine Probleme mit dem Erwärmen und Säubern der Fläschchen; Sie können Ihr Baby jederzeit schnell beruhigen, denn gerade durch eine Veränderung der Umgebung werden viele Babys etwas unleidlich.

Urlaub vom Baby?!

● Ein kurzer Urlaub ohne Baby ist durchaus möglich und manchmal auch sehr nötig! Bis zu einer Woche ist ohne weiteres drin.

● Voraussetzung ist, daß Ihr Kind aus der Flasche trinkt. Außerdem müssen Sie, sobald klar ist, daß Sie allein wegfahren werden, regelmäßig Milch auf Vorrat abpumpen und einfrieren.

● Sie wissen, wie häufig Ihr Baby in 24 Stunden gestillt werden will. Rechnen Sie sich aus, wieviele Fläschchen Sie für Ihre Abwesenheit im Gefrierschrank sammeln müssen. Geben Sie noch ein paar Fläschchen als eiserne Reserve hinzu.

● Die Person, die in Ihrem Urlaub die Versorgung Ihres Babys übernimmt, sollte dem Baby bekannt sein und ihm auch schon mehrfach Muttermilch aus der Flasche gefüttert haben.

Gute Gründe, Milch abzupumpen

● Nehmen Sie in den Urlaub eine Hand- oder Elektro-milchpumpe mit. Sie sollten während des Urlaubs täglich wenigstens 5mal in 24 Stunden abpumpen, jeweils 10 bis 15 Minuten auf jeder Seite. Die abgepumpte Milch müssen Sie leider weg-schütten.
Das Pumpen beugt einem Milchstau vor und erhält die Milchproduktion aufrecht, so daß Sie nach der Heimkehr problemlos weiterstillen können.

● Nach dem Abpumpen rei-nigen Sie die Einzelteile der Pumpe mit heißem Wasser und Spülmittel. Auskochen ist jetzt nicht erforderlich.

● Wenn Sie ins Ausland fahren, nehmen Sie für die Elektromilchpumpe einen Euro-Stecker mit.

Viel Spaß und gute Erholung!

● Weil Ihr Baby direkt nach der Geburt in die Kinder-klinik verlegt wird. Siehe dazu auch Seite 24.
● Weil Ihr Baby sehr trink-schwach oder ganz einfach trinkfaul ist.
● Weil Sie einen Milchstau, eine Brustentzündung, einen Milchüberschuß oder wunde Brustwarzen haben.
● Weil Ihre Brustwarzen-form erfolgreiches Stillen behindert.
● Damit Sie während Ihrer Stillzeit auch etwas für sich tun können – ein anderer kann die Milch füttern.
● Damit Sie immer eine eiserne Reserve für den Notfall eingefroren haben. Sie bekommen zum Beispiel beim Zahnarzt eine Spritze: Danach sollten Sie wenigstens eine Stillmahl-zeit ausfallen lassen. Ihre Milch pumpen Sie in die-sem Fall ab und schütten sie weg. Ihr Baby bekommt die frisch aufgetaute Muttermilch.

Auch Pumpen will gelernt sein

● Das Abpumpen muß genau wie das Stillen erlernt werden. Verzweifeln Sie nicht, wenn es am Anfang nicht so richtig klappen will.

● Haben Sie vor, nur ab und zu eine Mahlzeit abzupumpen, so reicht Ihnen sicher eine *Handmilchpumpe* (Seite 49).
Wird es erforderlich, regelmäßig zu pumpen, sollten Sie sich eine *Elektromilchpumpe* leihen (Seite 49).

● Es ist leichter, das Abpumpen zu erlernen, wenn der Milchfluß schon in vollem Gange ist, also gleich nach dem Stillen: Legen Sie Ihr Kind neben sich, und versuchen Sie, mit der Hand- beziehungsweise Elektropumpe Milch aus den Brüsten zu pumpen.

● Kommen Sie mit dem Abpumpen schon gut zurecht, können Sie entweder eine Stunde, nachdem Sie gestillt haben, oder wenn Ihr Baby eine besonders lange Schlafphase hat, abpumpen.

● Ist Ihr Baby saugschwach, pumpen Sie die Milch alle 2 bis 3 Stunden ab. Bewahren Sie sie im Kühlschrank auf, und erwärmen und verfüttern Sie die Milch bei Bedarf. Vergessen Sie nicht, zumindest einmal pro Nacht abzupumpen.

● Die Muttermilch fließt besser, wenn Sie vor dem Pumpen für einige Minuten eine warme Auflage (Seite 13) auf den Brüsten machen; ebenso hilft es, die Brustwarzen zwischen den Fingerspitzen hin und her zu rollen.

● Übrigens: Pumpen Sie auf keinen Fall ab, um zu kontrollieren, wieviel Muttermilch in Ihrer Brust vorrätig ist. Sie könnten nämlich nie soviel Milch abpumpen, wie Ihr Kind trinken kann!

Abpumpen – Schritt für Schritt

● Waschen Sie sich die Hände mit Wasser und Seife.

● Stellen Sie etwas zum Trinken (Sie werden während des Pumpens Durst bekommen) und die Pumpe mit dem sauberen, ausgekochten Absaugteil bereit.

● Setzen oder legen Sie sich bequem hin, und entspannen Sie sich – das ist für erfolgreiches Pumpen sehr wichtig.

● Bevor Sie mit dem Abpumpen beginnen, drücken Sie die ersten Tropfen mit der Hand in ein Tuch ab. So entfernen Sie Keime von der Brustwarzenspitze.

● Drücken Sie den Pumptrichter so auf Ihre Brustwarze, daß er sie gut umschließt und das notwendige Vakuum entstehen kann, welches den Milchflußreflex auslöst.

● Bei einer Elektropumpe sollte die Saugstärke zu Beginn auf Minimum gestellt sein. Sobald die ersten Milchtropfen zu sehen sind, können Sie die Saugstärke so weit erhöhen, wie es für Sie angenehm ist.

● Pumpen Sie abwechselnd an jeder Brust etwa 5 Minuten lang, bis Sie insgesamt auf eine Pumpzeit von 25 bis 30 Minuten kommen.

● Schalten Sie die Elektromilchpumpe vor dem Seitenwechsel immer ab, um die Brustwarzen zu schonen.

● Nach dem Pumpen verteilen Sie etwas Muttermilch auf der Brustwarze und lassen sie antrocknen.

● Stellen Sie die abgepumpte Milch, sofern Sie sie nicht gleich verfüttern, sofort in den Kühlschrank.

● Alle Teile der Pumpe, die mit Muttermilch in Berührung kommen, immer gut abspülen und 10 Minuten lang auskochen.

Ausstreichen statt abpumpen

● Wenn Sie nicht abpumpen können oder wollen, streichen Sie die Muttermilch in ein sauberes, ausgekochtes Gefäß aus:

● Mit beiden Händen umfassen Sie Ihre Brust, die Daumen nach oben gerichtet. Sie massieren mit sanftem Druck vom Brustkorb in Richtung Brustwarze.
Dann legen Sie Zeigefinger und Daumen einer Hand an den Rand der Brustwarze, so daß sie sich gegenüberliegen. Zuerst drücken Sie die Finger in Richtung Brustkorb, dabei gehen sie auseinander. Nun drücken Sie Ihre Finger zusammen und ziehen dabei die Brust vom Brustkorb weg.
Diesen Bewegungsablauf wiederholen Sie mehrfach. Legen Sie Ihre Finger ringsherum an, um alle Milchgänge zu entleeren.

Muttermilch aufbewahren

● Stellen Sie Muttermilch sofort nach dem Abpumpen in den Kühlschrank. Sie hält sich dort 24 Stunden.

● Bewahren Sie Muttermilch immer in einem sauberen, ausgekochten Plastikgefäß auf. Glasbehälter sind nicht geeignet, da wichtige Bestandteile der Muttermilch (Makrophagen) an den Wänden haften bleiben würden.

● Wenn Sie immer nur kleine Mengen abpumpen, können Sie diese im Kühlschrank sammeln. Frisch abgepumpte Milch immer erst im Auffanggefäß eine Weile kühlen, ehe Sie sie in ein Sammelgefäß umschütten. Nach 24 Stunden spätestens muß die gesammelte Milch eingefroren werden!

● Muttermilch verändert durch Kälte ihr Aussehen. Wenn Sie die Muttermilch aus dem Kühlschrank holen, wirkt ein großer Teil der Milch weiß bis grau und sehr

Einfrieren der Milch

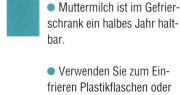

dünn. Obenauf schwimmt eine dicke gelbe Schicht. Sie ist aber nicht schlecht geworden; das Fett hat sich nur von der Milch getrennt und schwimmt nun oben. Durch Erwärmen vermischt sich beides wieder miteinander.

● Muß die abgepumpte Milch in die Kinderklinik gebracht werden, so ist es wichtig, daß die Kühlkette nicht unterbrochen wird. Verwenden Sie eine Kühltasche.

● Muttermilch ist im Gefrierschrank ein halbes Jahr haltbar.

● Verwenden Sie zum Einfrieren Plastikflaschen oder -tüten. Glas ist ungeeignet.

● Da Babyflaschen zum Einfrieren zu teuer sind, verwenden Sie entweder spezielle Plastiktüten (Seite 60) oder Plastikflaschen für den Laborbedarf (erhältlich in Laborbedarfsgeschäften).

● Frieren Sie immer nur Portionen von etwa 100 ml ein. So können Sie später individuelle Mengen auftauen.

● Versehen Sie unbedingt jede Tiefkühlportion mit dem Abfülldatum.

● Kleiner Einfriertrick: Sie können auf gefrorene Miniportionen frische Muttermilch gießen, wenn Sie diese vorher im Kühlschrank auskühlen lassen und wenn die frische Milchmenge kleiner

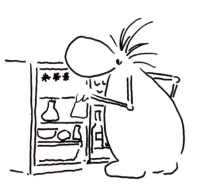

Erwärmen der Milch

ist als die bereits eingefrorene. Befindet sich in Ihrem Gefrierschrank beispielsweise eine Flasche mit 50 ml Muttermilch, so können Sie auf diese Menge noch bis zu maximal 40 ml frische, kalte Muttermilch gießen, ohne die gefrorene Milch aufzutauen.

● Am besten tauen Sie die gefrorene Muttermilch langsam, ohne große Keimvermehrung, im Kühlschrank auf. Das dauert je nach Menge 6 bis 10 Stunden. Wenn Sie also am Abend für den Babysitter Muttermilch benötigen, nehmen Sie bereits am Morgen die benötigte Menge aus dem Gefrierfach.

● Brauchen Sie die Muttermilch sehr rasch? Stellen Sie die Tüte oder Flasche mit gefrorener Milch etwa 15 Minuten lang in ein warmes Wasserbad (nicht über 40 °C).

● Muttermilch sollte nach Möglichkeit nur bis 37 °C erwärmt werden, da sonst wichtige Bestandteile vernichtet werden.

● Zum Erwärmen stellen Sie die kalte Milchflasche in ein 37 °C warmes Wasserbad.

● Sie können auch den Flaschenwärmer zum Erwärmen von Muttermilch verwenden, wenn Sie sicher sind, daß er nicht deutlich über 37 °C erwärmt.

● Muttermilch darf nur einmal erwärmt werden. Deswegen ist es sinnvoll, immer nur kleine Mengen von 100 ml zu erwärmen. Sonst sind Sie gezwungen, mühsam abgepumpte Muttermilch wegzuschütten, wenn Ihr Baby früher als gedacht satt ist.

● Wie Sie die Milch richtig füttern, ist auf Seite 22 beschrieben.

Milchpumpen

Handmilchpumpen

● Haben Sie vor, nur ab und zu eine Mahlzeit abzupumpen, so ist eine Handmilchpumpe völlig ausreichend.

Anwendung bei kurzfristigen Störungen wie: Milchstau, wunde Brustwarze, kurze Trennungen von Mutter und Kind.

● Die Pumpe sollte das Saugverhalten des Babys nachahmen; praktisch und leicht zu bedienen sind *Kolbenzugpumpen*. Mit jedem Kolbenzug fließt Milch. Nach jedem Kolbenzug löst sich das entstandene Vakuum automatisch. Von *Ballonpumpen* rate ich ab.

● Ich empfehle Ihnen die Handmilchpumpe von Medela (Seite 61). Sie hat eine regulierbare Saugstärke und kann deshalb zum Beispiel auch bei sehr empfindlichen oder wunden Brustwarzen gut angewendet werden. Durch ein herausnehmbares kleineres Trichterstück kann die Absaughaube der Brustgröße angepaßt werden. Die Milch fließt direkt in die Flasche, ohne mit dem Pumpsystem in Berührung zu kommen.

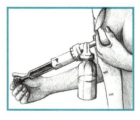

● Handmilchpumpen nach jeder Anwendung reinigen und auskochen.

Elektromilchpumpen

Anwendung: Wenn sehr häufig und lange gepumpt werden muß.

● Sie erhalten sie leihweise entweder direkt in der Klinik oder bei Ihrer Hebamme, Kinderkrankenschwester oder in Apotheken (Verzeichnis aller Mietstationen bei Fa. Medela, Seite 61).

Schalen und Stillkissen

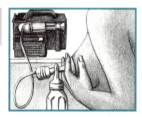

● Bei guten Elektromilchpumpen wird das Saugverhalten des Kindes nachgeahmt, und die Saugstärke läßt sich stufenlos einstellen (Seite 45).

● Mit einem Doppelpumpset kann an beiden Brüsten gleichzeitig abgepumpt werden – das geht schneller, die Brüste werden besser entleert, und die Milchbildung wird verstärkt.

● Verwenden Sie keine Pumpe, bei der Sie mit Ihrem Daumen eine kleine Öffnung verschließen müssen, um so ein Vakuum aufzubauen. Die Saugbewegungen werden sehr unregelmäßig, ein erfolgreiches Abpumpen ist auf Dauer nicht gewährleistet.

Milchauffangschalen

Anwendung: zum Auffangen von aus den Brüsten fließender Milch.

● Eigentlich dafür gedacht, ausfließende Milch *zwischen* den Stillmahlzeiten aufzufangen, nutzen viele der von mir betreuten Frauen sie jedoch, um ausfließende Milch *während* einer Stillmahlzeit aufzufangen und zu sammeln.
Hierzu wird die Auffangschale vor Beginn des Stillens in den Büstenhalter eingelegt. Nach dem Stillen füllt man die aufgefangene Milch in eine saubere, ausgekochte Flasche und stellt sie sofort in den Kühlschrank.

● Um die Auffangschalen so verwenden zu können, muß die Brust vor dem Stillen mit Wasser gereinigt und die Auffangschalen nach jeder Anwendung ausgekocht werden.

Brust- oder Stillhütchen

Stillschale (Abb.)

Anwendung: Mit einer Stillschale können Sie die Milch beim Ausstreichen oder Ausdrücken aus der Brust leichter auffangen.

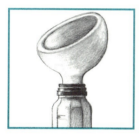

Stillkissen

Ein Stillkissen (Fa. Corpomed, siehe Seite 61) kann eine große Hilfe sein gegen stillbedingte Verspannungen und Rückenschmerzen.

Anwendung: Es hilft Ihnen, in jeder Lage sehr entspannt zu stillen.

● Das Baby ruht während des Stillens auf diesem Kissen, Rücken und Arme der Mutter sind deutlich entlastet (Seite 16).

● Sie bestehen aus hochflexiblem, transparentem, geschmacksneutralem Silikon und werden in unterschiedlichen Größen angeboten.

Anwendung: zum Stillen mit wunden Brustwarzen

● So wird's gemacht: Hütchen mit Wasser benetzen, Rand hochklappen, auf die Brustwarze auflegen, Rand zurückklappen. Nach Gebrauch reinigen und auskochen.

● Sie sollten nur für kurze Zeit angewendet werden. Es könnte sonst zu einer Reduzierung der Milchmenge, zu einer Saugverwirrung beim Kind und zu einer unzureichenden Entleerung der Brust kommen.

● Nicht anwenden bei Flach- oder Hohlwarzen und bei Säuglingen, die Schwierigkeiten haben, die Brustwarze zu erfassen. Hier sind andere Hilfen oder Hilfsmittel angezeigt (Seite 6 und 53).

Still-BH

- Sie benötigen von Anfang an einen bequemen, gut sitzenden Büstenhalter, der die Brust stützt und Dehnungsstreifen vermeiden hilft. Er sollte die Brust und die Brustwarzen nicht flachdrücken.

- Wenn Sie bereits vor der Geburt einen Stillbüstenhalter besorgen wollen, bedenken Sie, daß Sie erst nach der Geburt wissen, wie groß Ihre Brüste wirklich werden. Deshalb empfehle ich dehnbare Baumwoll-BHs, zum Beispiel Sport-BHs, die vorne zu öffnen sind, oder Baumwoll-Büstiers, die Sie hochschieben können.

- Wenn Sie nach der Geburt einen speziellen Still-BH kaufen wollen, nehmen Sie am besten einen Stillbüstenhalter mit vorderem Verschluß; er läßt sich vollständig öffnen, und das Baby kommt gut an die Brustwarze.

- Stillbüstenhalter sollten auskochbar sein.

Stilleinlagen

Anwendung: nach jedem Stillen zum Schutz der Brustwarzen und Auffangen ausfließender Milch.

- Verträglicher und kosten- und müllsparender als Stilleinlagen aus Papier sind Stoffstilleinlagen; Sie benötigen davon maximal 10 für die gesamte Stillzeit, bei Papierstilleinlagen dagegen bis zu 360 Stück im Monat!

- Es gibt Stilleinlagen aus Baumwolle, aus Baumwolle und Mikrofaser oder aus Wolle/Bouretteseide: *Bouretteseide* enthält einen Stoff, der brustwarzenpflegend und -abheilend wirkt. Stilleinlagen aus *Baumwolle und einseitig aufgelegter Mikrofaser* sind für Frauen gedacht, die »stark auslaufen«.

- Stilleinlagen je nach Material auskochen oder mit der Hand waschen und gut ausspülen. Anschließend zur Keimtötung kurz bügeln.

Brustwarzen-schutz

Brustwarzen-former

Anwendung: zwischen den Stillmahlzeiten bei wunden, offenen und blutenden Brustwarzen.

Anwendung: bei Hohl- oder Flachwarzen (Seite 6).

● Der Brustwarzenschutz wird in den Büstenhalter eingelegt und verhindert, daß die Stilleinlage oder der BH mit der Brustwarze verklebt.

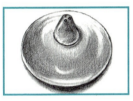

● Solange die Brustwarzen wund sind und bluten, wird der Schutz Tag und Nacht – außer beim Stillen – getragen.

● Er gewährleistet eine gute Luftzirkulation. Dadurch wird die Bildung von Feuchtigkeit verhindert und die Heilung beschleunigt.

● Durch den Druck, den sie auf die Brustwarze ausüben, wird diese geformt und so auf das Stillen vorbereitet.

● Spätestens 3 Monate vor der Geburt sollten Sie damit beginnen, sie zu tragen.

● Brustwarzenformer werden in den Büstenhalter eingelegt und zunächst täglich 15 Minuten getragen; dies steigert man mit der Zeit auf 8 Stunden täglich.

● Sie können auch erst nach der Geburt getragen werden. Legen Sie sie etwa 20 Minuten vor jeder Stillmahlzeit in den Büstenhalter ein.

● Die Brustwarzenformer müssen nach der Anwendung gereinigt werden. Auskochen ist nur bei Anwendung in der Stillzeit erforderlich.

Brusternährungsset

Wann abstillen?

● Das Brusternährungsset (Bezugsquelle Seite 61) ermöglicht ein Zufüttern an der Brust ohne Zuhilfenahme der Flasche.

Anwendung: bei Gaumenspalten, brustscheuen Babys, Frühgeborenen, schwachen Babys, schlecht gedeihenden Babys, zur Wiedergewöhnung an die Brust und bei Adoptiv-Babys.

● Das Baby saugt an der Brust und bekommt zugleich über sehr dünne Silikonschläuche, die an der Mutterbrust befestigt werden, abgepumpte Muttermilch aus einer Flasche zugeführt (siehe Zeichnung Seite 25). So stimuliert das Baby die Brust, die Milchbildung wird angeregt, und es erhält über die Schläuche trotz Saugschwäche die notwendige Nahrung.

● Das Set muß nach jeder Anwendung gereinigt und ausgekocht werden.

● Ihr Baby kann ohne weiteres 6 Monate voll gestillt werden und braucht in dieser Zeit keinerlei zusätzliche Nahrung. Beginnen Sie nicht vor dem 5. Monat mit Beikost.

● Die Meinung, Ihr Kind könne durch zu langes Stillen einen Mangel an lebenswichtigen Stoffen erleiden, ist falsch.

● Besteht die Gefahr, daß Ihr Kind eine Veranlagung zu allergischen Reaktionen geerbt hat, ist volles Stillen über 6 Monate und langsames, gezieltes Einführen von Beikost der beste Schutz, denn schon ganz wenig Kunstmilch oder andere Beikost kann ausreichen, um eine Allergie oder die Allergiebereitschaft bei Ihrem Baby auszulösen.

● Ist Ihnen bekannt, daß Sie vermehrt Schadstoffe in Ihren Körper aufgenommen haben, so lassen Sie Ihre Muttermilch spätestens im

3. Lebensmonat auf Schad-
stoffe untersuchen. Ihr/e
Frauen- oder Kinderarzt/
ärztin gibt Ihnen die notwen-
digen Informationen dazu.

● Wird Ihr Baby ein halbes
Jahr lang voll gestillt, kann
es viele seiner Grundbedürf-
nisse – wie Körperkontakt,
Sättigung und Geborgenheit
– auf optimale Weise befrie-
digen. Es baut sich zwischen
Ihnen und Ihrem Baby eine
sehr enge Beziehung auf. Im
Laufe der Zeit jedoch löst
sich Ihr Baby aus dieser
engen Bindung.

● Im Alter von 5 bis 6 Monaten wird Ihr Baby an Ihren
Mahlzeiten teilhaben wollen
und reges Interesse für das
zeigen, was Sie und Ihr Partner essen. Diese Phase ist
der ideale Zeitpunkt, langsam
festere Kost anzubieten.

● Abstillen sollte immer den
Bedürfnissen von Mutter und
Kind und, nicht zu vergessen,
auch des Partners und der
Geschwister angepaßt sein,
nicht aber der Lebensmittel-
industrie.
Häufig ist die Werbung sehr
irreführend. Lassen Sie sich
nicht verunsichern durch
Sätze wie »Muttermilch ist
das beste für Ihr Kind. Es
kommt jedoch der Tag, an
dem sie nicht mehr aus-
reicht. Dann ist es Zeit für ...«

● Auf keinen Fall sollten Sie
glauben, nur weil auf Gläs-
chen oder Fläschchen steht
»ab 6. Woche«, »ab 12. Woche«, daß Ihr Baby diese
Nahrung nun braucht.
Es handelt sich hier nur um
den frühesten Zeitpunkt, ab
dem diese spezielle Nahrung
den meisten Babys nicht
mehr schadet.

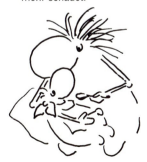

Langsam abstillen

● Sie sollten nicht abrupt abstillen, denn das Verdauungssystem Ihres Babys benötigt Zeit, um sich auf die neue Kost einzustellen.

● Zunächst wird die Beikost nur ein Zusatz zur Stillmahlzeit sein, allmählich aber werden die Portionen größer. Führen Sie Schritt für Schritt die neue Kost ein (wie ab Seite 57 beschrieben). Beginnen Sie 1mal am Tag *vor* dem Stillen mit wenigen Löffeln Brei, und stillen Sie ansonsten voll weiter. Ersetzen Sie ganz langsam eine Stillmahlzeit nach der anderen. Das Abstillen kann sich ruhig über mehrere Monate hinziehen.

● Die Muttermilchmenge wird nun langsam weniger, denn Ihr Kind ist satter und trinkt weniger an Ihrer Brust, und Ihre Milchproduktion stellt sich auf den geringeren Bedarf um. Bei langsamem Abstillen kommt es so gut wie nie zu einem Milchstau.

Schnell abstillen

Wenn Sie schnell abstillen müssen:
● Trinken Sie weniger.

● Binden Sie Ihre Brüste hoch: Tragen Sie einen sehr engen BH, und ziehen Sie mit den verstellbaren Trägern die Brust nach oben.

● Schmerzt Ihre Brust, machen Sie feuchte, kühlende (Quark-) Auflagen.

● Abstilltabletten können Ihren Kreislauf sehr in Mitleidenschaft ziehen. Homöopathisch arbeitende Ärzte verordnen Phytolacca D 4, 3mal täglich 5 Globuli. Auch Salbeitee reduziert die Milchmenge deutlich.

● Pumpen Sie jetzt keine Milch ab – das würde die Produktion wieder anregen! Sie können aber etwas Milch ausstreichen (Seite 46). Bei Milchstau siehe Seite 33.

● Ihr Baby erhält altersgerechte Kost (Seite 23 und 57).

Probleme beim Abstillen

Ihr Baby verweigert die angebotene Beikost.

● Sie haben vielleicht zu früh begonnen abzustillen, oder das, was Sie anbieten, schmeckt ihm nicht. Stillen Sie weiter, und probieren Sie es in 1 bis 2 Wochen nochmal.

Ihr Baby hat bereits einige Zeit Beikost gegessen, verweigert diese aber nun plötzlich.

● Zwingen Sie es nicht, sondern stillen Sie ganz einfach wieder. In ein paar Tagen versuchen Sie es erneut mit Beikost.

Sie wollen nicht abstillen, aber Ihr Baby mag nicht mehr gestillt werden oder beißt auf Ihrer Brustwarze herum.

● Es zeigt Ihnen eindeutig: »Ich will ab jetzt die Brust nicht mehr.« Bieten Sie ihm die dem Alter entsprechende Beikost an, und gehen Sie vor wie beim schnellen Abstillen.

Die richtige Beikost

Im 5. bis 6. Monat

● Ersetzen Sie nach und nach eine Stillmahlzeit durch Brei. Zunächst wird Ihr Baby nur wenige Löffel Brei essen und zusätzlich nach Muttermilch verlangen.

> **So ersetzen Sie die erste Stillmahlzeit**
> Etwa 100 g *Karotten* ohne Salz dünsten, pürieren und 5 bis 10 g Sauerrahmbutter oder Keimöl (kein kaltgepreßtes Öl!) zugeben. Lauwarm füttern.
> Immer erst den Brei und dann die Brust anbieten – solange Ihr Baby mag.

● Sollte Ihrem Kind das Gemüse nicht schmecken, nehmen Sie stattdessen Obst (siehe folgender Kasten).

● Wenn sich Ihr Baby an die erste Beikost gut gewöhnt hat, wenn also eine ganze Stillmahlzeit durch Beikost ersetzt ist, beginnen Sie mit der zweiten Mahlzeit.

So ersetzen Sie die zweite Stillmahlzeit

Etwa rohes *Obst* (wie Apfel, Banane oder Birne) sehr fein pürieren, auch zwei Sorten gemischt.

● *Pürieren Sie alle Lebensmittel anfangs sehr fein. Kleinste Stückchen können dazu führen, daß Ihr Baby würgen muß oder aber die Beikost ablehnt.*

Ab dem 6./7. Monat

● Sind zwei Mahlzeiten durch Beikost ersetzt, folgt nun die dritte. Füttern Sie keine Getreidebreie, solange Ihr Baby den 6. Monat nicht vollendet hat.

So ersetzen Sie die dritte Stillmahlzeit

Vor dem 7. Monat *Reis- oder Maisbrei* (Fertigpulver).
Ab dem 7. Monat Getreideflocken mit Wasser und/ oder mit Obst verrühren.

● Sie sollten im 1. Lebensjahr auf keinen Fall Kuhmilch zum Anrühren der Breie verwenden, besonders bei allergiegefährdeten Kindern. Sie können aber abgepumpte Muttermilch nehmen!

● Wenn sich Ihr Kind gut an den einfachen Gemüsebrei gewöhnt hat, können Sie ihn etwas »aufpeppen«:

Gemüsebrei-Varianten

Rühren Sie etwas Kartoffel unter. Wenn Sie möchten, setzen Sie 1- bis 2mal in der Woche etwas Fleisch oder Eigelb als Eisenlieferanten zu. Um den Eisenbedarf zu decken, können Sie alternativ auch spezielle »Baby-Vollkornnahrung« füttern.

● Im 2. Lebenshalbjahr braucht Ihr Kind etwa 400 ml Milch; das kann Muttermilch oder Kunstmilch sein.

● Ist Ihr Kind 8 bis 9 Monate alt, können Sie ihm beibringen, Tee, Wasser und verdünnte Fruchtsäfte aus einer Lerntasse zu trinken. Dadurch erübrigt sich das Einführen der Flasche. Solange Sie stillen, reicht die Flüssigkeit aber eigentlich aus.

● Bieten Sie bis zum Ende des 9. Monats nicht zu viele verschiedene Obst- und Gemüsesorten an – je mehr Sorten, desto größer die Gefahr einer allergischen Reaktion. Führen Sie erst ab dem 10. Monat langsam (!) Neues ein.

Ab dem 10. Monat

● Allergiegefährdeten Kindern geben Sie frühestens ab dem 10. Monat (Kuh-)Vollmilch. Die Umstellung auf Vollmilch erfolgt immer über Halbmilch (1:1 Milch und abgekochtes Wasser).

● Im Alter von 10 bis 12 Monaten wird Ihr Kind auch Brot mit Aufstrich gerne essen. Eine weitere Stillmahlzeit ist ersetzt.

● Die letzte Stillmahlzeit ersetzen Sie um den ersten Geburtstag herum.

Frühstück: 150 ml Voll-, Halb- oder Kunstmilch, dazu Butterbrot mit Aufstrich oder Vollkornflockenbrei.
Zwischenmahlzeit am Vormittag: Obstbrei, Obst, Müsli oder Joghurt.
Mittagessen: Gemüse-Kartoffel-Mahlzeit, dazu etwas Fleisch oder Fisch oder ab und zu ein Eigelb. Statt Kartoffeln auch Reis oder Nudeln. Ein Getränk (Tee).
Zwischenmahlzeit am Nachmittag: wieder Obst, ab und zu mit Getreideflocken vermischt, oder Milch mit Butterbrot.
Abendessen: Voll- oder Halbmilchbrei oder Vollmilchreisbrei mit Obst. Oder Butterbrot mit Wurst oder Käse. Dazu eine kleine Tasse Milch oder Tee.

Die Grund-ausstattung

Hilfreiche Bücher

- 10 Stilleinlagen aus Baumwolle oder aus Baumwolle/Mikrofaser oder 6 Stilleinlagen aus Wolle/Bouretteseide oder aus reiner Bouretteseide oder 1 Packung Papier-stilleinlagen

- 1 Handmilchpumpe (Fa. Medela)

- 10 Gefrierbeutel für Mutter-milch (Fa. Medela)

- 1 bis 2 Stillbüstenhalter (1 bis 2 Körbchennummern größer als der gegen Ende der Schwangerschaft getragene)

- 1 Stillkissen (Fa. Corpomed)

- 1 bis 2 Teeflaschen mit Teesaugern

- 1 Packung Milchbildungstee (Fa. Weleda/Apotheke)

- Oleum lactagogum (Milch-bildungsöl, Fa. Weleda)

Bezugsadressen siehe Seite 61.

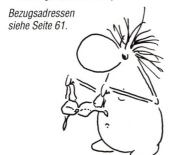

Stillen

Arbeitsgemeinschaft Freier Still-gruppen: Stillen · Das Stillen von Frühgeborenen · Schmerzhafte Erkrankungen der Brust · Kaiserschnitt und Stillen · Ernährungsratgeber für Stillende · Die erste Beikost für das gestillte Kind · Abstillen · Verhütung in Schwangerschaft und Stillzeit. Je Heft DM 3,–. Bezugsquelle: M. Kampe-Kurtze, Albrecht-Dürer-Str. 19, 55218 Ingelheim

Arbeitsgemeinschaft Freier Still-gruppen (Hrsg.): Stillen und Stillprobleme; Enke Verlag

Silvia Brunn, E. Schmidt: Die Kunst des Stillens; Falken Verlag

Bundesministerium für Gesund-heit: Stillen und Muttermilch-ernährung; kostenlos erhältlich bei der Bundes-zentrale für gesundheitliche Aufklärung, Ostmerheimer Str. 200, 51109 Köln

Handbuch für die stillende Mut-ter; La Leche Liga Schweiz

Máire Messenger: Stillen; Ravensburger Verlag

Hannah Lothrop: Das Stillbuch; Kösel Verlag

Ernährung

Dagmar v. Cramm: GU Küchen-Ratgeber – Für Babys · Für Kleinkinder · Für die Stillzeit; alle: Gräfe und Unzer Verlag

Kinderernährung; Verlag Kiepen-heuer & Witsch

Wichtige Adressen

K.-H. Niessen: Ernährung des Säuglings; Trias Verlag

Über Babys
Annelore Burkert: Das Babybuch; Falken Verlag
David Haslam: Schlaflose Kinder – unruhige Nächte; Kösel Verlag
La Leche Liga, William Lears: Schlafen und Wachen; La Leche Liga Schweiz
Aletha J. Solter: Warum Babys weinen; Kösel Verlag
J. Steidinger, K. J. Uthicke: Frühgeborene; Rowohlt Taschenbuch Verlag
Angelika Szymczak: Die besten GU TIPS – Baby-Pflege; Gräfe und Unzer Verlag

Gesundheit
H. Spielmann u. a.: Taschenbuch der Arzneimittelverordnung in Schwangerschaft und Stillzeit; G. Fischer Verlag
Angelika Szymczak: Die besten GU TIPS – Mein Kind ist krank; Gräfe und Unzer Verlag
Susun S. Weed: Naturheilkunde für schwangere Frauen und Säuglinge; Orlanda Frauenverlag

Verhütung
Arbeitsgruppe NFP: Natürlich und sicher; Ehrenwirth Verlag
Margaret Nofziger: Kursbuch Eltern. Natürliche Geburtenkontrolle; Heyne Verlag

Aktion »Muttermilch – ein Menschenrecht«, Reichsgrafenstr. 4, 79102 Freiburg
Aktionsgruppe Babynahrung, Reinhäuser Landstr. 80, 37083 Göttingen
Arbeitsgemeinschaft Allergiekrankes Kind, Hauptstr. 29/II, 55758 Herborn
Arbeitsgemeinschaft Freier Stillgruppen, Bundesverband e.V., Postfach 11 12, 76141 Karlsruhe (Verzeichnis aller Stillgruppen Deutschlands)
Forschungsinstitut für Kinderernährung, Heinstück 11, 44225 Dortmund
Gesellschaft für Geburtsvorbereitung, Dellestr. 5, 40627 Düsseldorf
La Leche Liga Deutschland, Postfach 96, 81214 München
Verein für Häusliche Kinderkrankenpflege gem. e. V., Heubnerweg 6, 14059 Berlin (Adressen aller regionalen Ansprechpartner)

Bezugsquellen
Corpomed Gesundheitskissen GmbH, Vierlander Str. 14, 21502 Geesthacht (Stillkissen)
Lotties Generalvertrieb, Wickelsysteme und Stilleinlagen, Postfach 40, 93354 Biburg
Medela Medizintechnik, Korbinianstr. 2, 85386 Eching (Stillhilfen, Verzeichnis aller Mietstationen von Elektromilchpumpen)

Sachregister

Impressum

1. Auflage 1994
© Gräfe und Unzer Verlag GmbH
München.

Lektorat: Felicitas Holdau
Illustrationen: Ada Forster
Layout und Umschlaggestaltung:
Heinz Kraxenberger
Typografie: Robert Gigler
Gesamtherstellung:
BuchHaus.Gigler.GmbH
Druck und Bindung: Appl

ISBN 3-7742-2109-X

Angelika Szymczak

ist freiberufliche Kinderkrankenschwester und Mutter von zwei
Töchtern. Sie leitet in Unter-
schleißheim bei München die
»Mobile häusliche Kinderkrankenpflege und Stillberatung«.
In Säuglingspflegekursen, Vor-
trägen über Kinderkrankheiten
und über das Stillen, als Leiterin
von Still- und Babygruppen und
im Unterricht an der Hebammen-
schule München vermittelt sie
ihre jahrelange Erfahrung in der
Betreuung von Säuglingen, Kindern jeden Alters und stillenden
Müttern.

Wichtiger Hinweis

Alle Tips haben sich im berufli-
chen Alltag der Autorin vielfach
bewährt; die Vorschläge zur
Selbstbehandlung von Be-
schwerden wurden von einer
unabhängigen Ärztin geprüft
und für in Ordnung befunden.
Sie sind jedoch aufgefordert,
selbst zu entscheiden, inwieweit
Sie den Empfehlungen folgen
wollen.
Wichtig: Warten Sie nicht zu
lange, wenn Sie oder Ihr Baby
unklare Beschwerden haben.
Gehen Sie unbedingt zum Arzt!